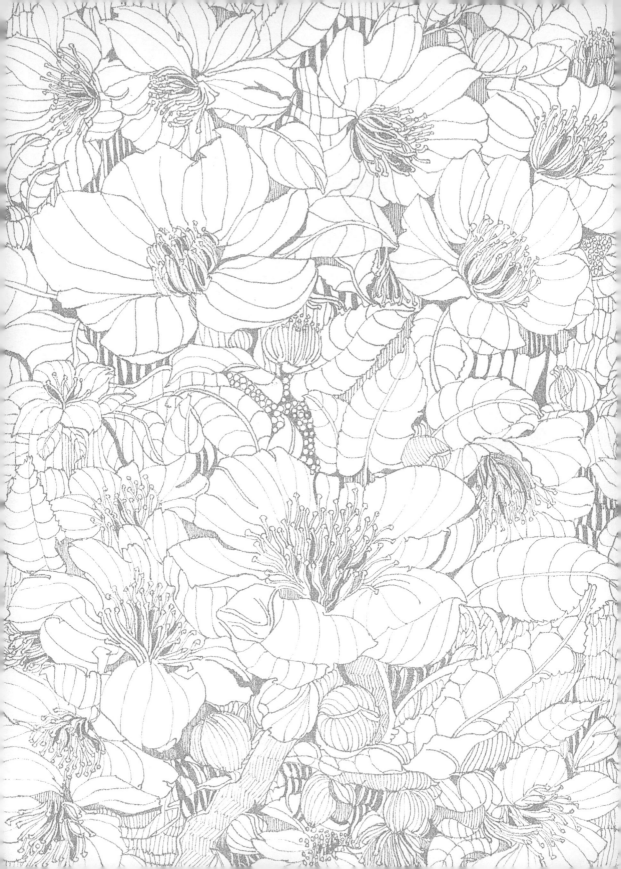

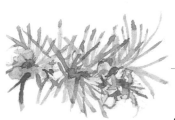

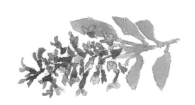

Emotion & Aromatherapy

情緒芳療

花草力量伴你跨越情感勒索的疲憊痛楚，
正視早該斷捨離的情緒振盪！

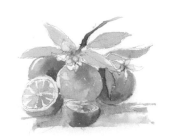

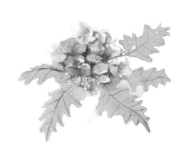

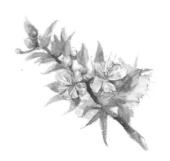
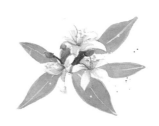
第三章 ◆ 來自家庭的情緒

第四章 ◆ 來自職場的情緒

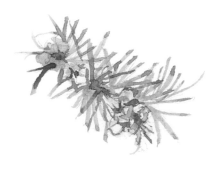

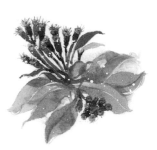

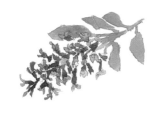

第五章 ◆ 來自另一半的情緒

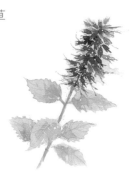

第六章 ◆ 撫慰情緒的芳療解方

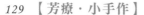

120 香氣在日常生活的應用
　　*吸嗅法 　*噴霧法 　*塗抹法
　　*濕敷法 　*浸泡法

129 【芳療·小手作】

附錄 ◆ 適用於情緒芳療之植物介紹

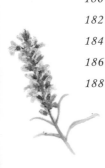

作者序

　　總愛在回覆信件之際，寫上順心如意的祝福，順心如意看似樸實，卻是現代人最需要用來守護心念且善待自己的要訣，然而順己心或者順他心就有了不同的解讀與差異！隨著成長的歷程，我們不免接收複製也同步學習著，接收五感的感知從四面八方傳遞而來的訊息，複製罔論認同與否來自於周遭的生活形式，不斷學習適應，好讓自己在棲息之處擁有得以容身的一方天地。

　　一路走來莫論酸甜苦辣，皆是堆砌雕塑現下自我的佐料，攬鏡自照、你看見了什麼？除了歲月的痕跡，是否有著兒時登高攀爬摔落烙下的疤痕？有著因長期單側咀嚼而略顯歪斜的輪廓？或因精神耗損呈現出那雙眼無神？還是曝曬於烈日而悄然生成的斑點？或近日輾轉難眠所附帶的暗沈眼圈？曾幾何時容貌神情已悄悄改變，你有多久沒有好好關注自己？看看自己當下的模樣？歲月刻畫的不僅只是容顏外貌，它將隱身於眼眸深處、隱藏在軀幹肢體、更深埋於五臟六腑，左右著心念也牽扯震盪著情緒，情緒的起源往往不僅生發於己，更多源自於人生的牽絆與情感的索求，當應對失衡、情緒掀起波瀾，唯有自我覺察得以釐清現況並跨越心緒的鴻溝，讓花草力量給予你支持有力的協助，引導你透析自我並撥開迷障，賦予溫暖療心的香氣時光。

黛田國際芳療學苑、青禾芳香按摩學苑 校長

鄭雅文 *Vivian*

第一章

◆

了解情緒這回事
Emotion & Aromatherapy

想解決或面對情緒的問題，不妨先了解一下情緒的起源，包含它如何形成、從何而來，以自我覺察的方式，更細膩地讀懂內心的小聲音、學習敏銳於情緒溫度的高低變化。

你了解自己的情緒嗎？

你可曾記得孩童時期，那說哭就哭、說笑就笑的純真與自在，所有的情緒會透過臉部的表情、聲音的表達與肢體的傳遞，毫無隱藏地對外陳述。當年歲漸長、我們依循環境的滋養灌溉，情緒的種種表現會隨著經驗而累積，其外顯或許日益收斂、抑或越顯張狂，我們在一次次的嘗試中學習，並逐次修正以符合外境需求，漸漸地我們懂得分離情緒與外在顯現，或者說是隱藏表現以掩蓋真實情緒，如此轉變是種成長的軌跡，我們會為了順應生存而塑造外在顯露的形象，也刻意忽略內在的真實感受。久而久之，笑容的背後代表的不是喜悅，憤怒的表現只為了深埋內心的恐懼，此時就該好好透析以釐清情緒表徵，重新啟動生為人的原始本能，找回最真實且舒適的自己。

現代心理學家認為外顯情緒皆是由數種不同的基本情緒所細分演化，心理學家艾克曼（Paul Ekman）提出情緒間段理論（Discrete Theories of Emotion）中則提出六種基本情緒（Basic Emotion）：快樂（Happiness）、憤怒（Anger）、厭惡（Disgust）、悲傷（Sadness）、恐懼（Fear）與驚訝（Surprise）。

於2015年美國皮克斯動畫工作室發行的3D動畫片－腦筋急轉彎（Inside Out）中即參照此理論分化動畫角色，但由於恐懼及驚訝在情緒辨別上較於困難，電影最後設定了快樂、憤怒、厭惡、恐懼及悲傷作為左右主角生活心境起伏的擬人化角色，劇中陳述主角萊莉的行為與記憶掌控於大腦的核心控制台，在陰錯陽差之下，其表現快樂、悲傷與儲存快樂的核心記憶被遠送往迷宮般的長期記憶存放區，腦中僅存的憤怒、厭惡與恐懼的情緒開始波淘翻騰，不僅讓萊莉逐漸疏離父母及朋友，更轟炸了她的新生活，這部充滿冒險與情緒表現的動畫電影好評如潮，帶領觀眾

著手關注於大腦的神秘世界，更啟發探索著情緒生發。

　　情緒與行為是人類身心活動的重要依據，相對應的情緒就有著相反的行為表現，心理學家巴雷特（Barrett）於2007年提出情緒向度理論（Dimensional Theories of Emotion），此理論是以四象限作為情緒表徵分類，橫軸為正負面情緒（Valence），縱軸則代表喚醒情緒（Arousal）；例如憂傷與緊繃比較，憂傷較緊繃負面，然而緊繃強度卻大於憂傷；快樂較憂鬱愉快，也比憂鬱更具激揚。

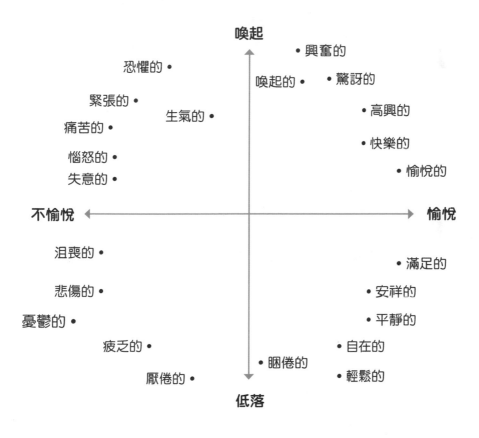

情緒不容分辨好與壞，當身處於任何時空場景，情緒表現都只是呼應當下的狀況，直接投射內外在影響對於身心的衝擊與感受，現代心理學界將之概括區分為「正面情緒」與「負面情緒」，正面負面非僅是快樂或哀傷、憤怒或喜悅的外顯表現，而應當從心辨別，以幸福感受、愉悅沉靜為基礎，無論境遇優劣、依然朝好的方向設想前行。依研究顯示，採用正面情緒應對的人通常有較圓融的人際交流，也較擅長於規劃與分辨，執行手段更趨靈活柔軟；反之，負面情緒則因思緒受限尖銳，往往容易挑起波瀾，不僅容易擴大事件，最怕影響身心健康。

　　人的日常生活充斥著許多情緒，但你是否能夠分辨哪種屬於好的情緒？又哪種屬於壞的情緒？唯有了解情緒的本質，我們才有機會去面對，就不至於重複深陷於情緒漩渦中。請試著從下列語詞辨別何為好情緒，何為壞情緒吧！

崇拜

沮喪　　困惑　內疚

憤怒　滿足　知足　感動　憤怒

喜悅　　　　　　　　　　驕傲

好奇　悲傷　幸福　希望

忌妒　恐懼　　　　　　　煩躁　厭惡

　　喜歡　感謝

尷尬　　　　　　　　　　驚喜

難過　害羞　厭惡　驚訝

基本情緒與複雜情緒

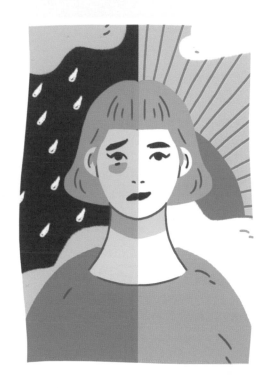

　　嬰兒時期的情緒表達是最直接的，餓了就哭、開心就笑、生氣就鬧，然而隨著時間的成長，孩子開始有了不同的需求，為了達到需要、開始懂得推演心計以取得想要的人事物；為了消弭不安開始大肆胡鬧，以彰顯內心的不平；因為恐懼而撒下漫天謊言，就為了避免遭受責罰；甚至開始學習塑造個性，以迎合重要他人的喜好。

　　一個正常成長的人，很難終其一生秉持著天性直到永遠，因為人類的群居性與華人特有的家庭觀，猶如《禮記·大學》裡說道之修身、家、治國，如欲整治齊家，就得圓融擬定家中的規範並照顧家人們的

需要，欲治國，就該設下政令法條且保障每一個人（家庭）的權利和義務…。人與人互動、團隊群體的相處，都在逐次理解與妥協中達標，人也就從中獲得學習，無論情緒張揚或內斂，侵略或退縮，皆是「成長階段中真實的表達」。

　　情緒是腦部對外界存在的認知評價與身心呼應感受。依生理需求，可被分類為與生俱來的「基本情緒」和後天學習得到的「複雜情緒」。基本情緒包括喜悅、憤怒、悲傷、恐懼、厭惡、驚奇、羨慕等，這些都是出至於先天本能、最直接的情緒反應；但在這基本情緒的背後，我們該探討的是：我為什麼憤怒、為什麼悲傷、又為何恐懼？如果無法釐清背後的原因，那麼情緒就會持續而無法獲得解決。

　　在某一次公司申請的員工身心照護課程結束後，一位二十多歲、剛剛就職不久的OL開口問我情緒不好是不是會瘦不下來？

66

　　我回道：
　　「嗯！情緒不好會影響自律神經，是會間接改變循環機制
　　與新陳代謝，代謝不良會是現代人瘦不下來最大的主因！
　　妳可以跟我聊聊妳的情緒怎麼了嗎？」

　　她小聲地靠近我說道：
　　「老師、我好忌妒我的同事哦！憑什麼我們一起到職，主
　　管就是比較欣賞她，一些有績效的事都只指定她接手？偏
　　偏整個辦公室都喜歡她，害我每天上班看到她左右逢源，
　　我就會自己生悶氣，這樣…會瘦不下來對嗎？」

我問：

「那你討厭她嗎？」

她思索了幾秒說：

「也不是真正討厭啦！只是想不透，為什麼她的運氣那麼好？」

我拍拍她的背笑笑說道：

「妳可以觀察呀？細心注意她在公司都做了些什麼？當妳得到結論，歡迎妳跟我分享哦！」

事隔一週，她傳了訊息給我，她說知道了公司主管們欣賞同事的原因！她發現這位同事十分積極且努力，總是提早三十分鐘以上抵達準備，對於主管交代的事項，不僅能夠快速完成，更能舉一反三，提供不同的見解並標示總結；甚至獨自在下班後留至深夜，只為完善整理隔日會議即將用上的簡報資料。總之，一週的觀察讓她對於工作的付出全然改觀，職場上的風光，並非好運氣可以成就，而是花費了多少的心血與努力才可以獲得的呀！

窘迫、內疚、害羞、驕傲或道德因素產生的情緒通常皆屬「複雜情緒」；隨著我們成長的過程去應變、學習，是逐漸社會化的結果。常見許多父母遇到孩子不出聲自圓其說解釋：「他比較害羞」，或許真正本質个是害羞的小孩，但隨著大人的標籤貼上，就會奠基自己是害羞的，烙印在性格的特質中，主導著性格的發展，基本情緒，隨著大人的教導與學習過程，就會變得更加複雜了。

淺層情緒只是冰山一角

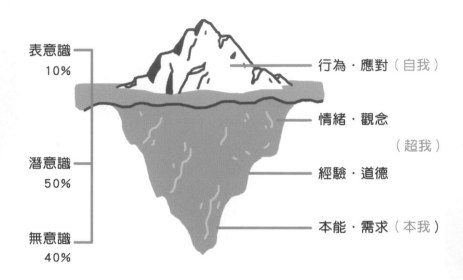

表意識
10%

行為·應對（自我）

情緒·觀念

（超我）

潛意識
50%

經驗·道德

本能·需求（本我）

無意識
40%

　　西格蒙德·佛洛伊德是奧地利心理及精神分析學家，同時也是精神分析學的創始人，他所提出的冰山理論（Iceberg Theory）自今廣泛被學術研究所引用，他主張所有顯露在外的情緒或行為其實僅是冰山一角，而多數的人們只看見那浮在水面上的一角，卻不知水平之下蘊藏著更深的意涵，顯露在水平面之上的屬於外顯的行為與應對方式，是以一種強調自我的行為模式，稱之為「表意識」；而隱藏在水面之下的分別是情緒及觀念、經驗與道德，那是一種經由經驗值、觀念及道德規範所積累的情緒表現，稱之為「潛意識」。

　　相信大家對於潛意識這個名詞不陌生，也相對知道表意識的呈現多受控於潛意識的方圓，認為潛意識就是撼動人體身心的主要元兒？但其實不然，潛意識歸屬於家庭、社會環境與個人信念的綜合經驗，雖牽動著表意識，但深埋於冰山底部的「無意識」，才真是動盪行為決策的本能與需求。因此透過這種往下探究且深掘的方式，抽絲剝繭、賦予表意識的行為有一個合理的解釋，故只要透過覺察釐清真實的信念與心緒，外顯性的張揚將日漸內斂。

　　人與人相處的關係倘套用冰山理論，那麼或許可以藉由「增強理解」而減少互動上的平行與摩擦。我的好友，曾在一年的結婚週年紀念日前夕，因為潛意識的恐懼而差一點誤解了先生的用心；這一對伴侶年過三十五歲才踏上婚姻路途，女方一直嚮往著兩人首度的結婚週年紀念日到來，她私下說道：「結婚以來兩人相處極好，雖然先生不是一個浪漫的人，但仍期盼在週年紀念日當天，能夠有驚喜發生！」好友們建議她可以把想法告訴先生，兩人共同營造美好的紀念時光，但她認為沒有女生先談起的道理，而且也可趁機考驗先生是否重視自己。

　　結婚紀念日前一晚臨睡前，她還安慰自己，隔天會有滿屋子玫瑰或者得到一個深情擁抱，但當天早晨，整個屋子空蕩蕩、先生也不在家，好友越想越難過，來電痛哭述說著愛情的不牢靠，說著說著還翻出了交往時的舊帳，好似用來印證先生的缺心寡情，話題再轉，直接講到這種沒有愛的日子她真無法共度，怕叨擾娘家，因此問問能否先來我家小住？話語至此、就見她突然噤口不語，原來是先生已然返家，步入家門看見哭得聲淚俱下的老婆，趕緊靠近詢問安慰。

　　好友掛了電話，直至當晚深夜又再次來電，言語一掃陰霾，尷尬

地直說她誤會了！原來先生在上週曾經主動詢問想如何慶祝結婚週年紀念日，好友一方面欣喜先生記得這屬於彼此的重要日子，另一方面卻表現得毫不在乎，私心想看看先生的愛如何展現；而先生見她沒有任何想法，知道她不是個喜愛鮮花與名牌的女人，因此他早早請教公司同事，擬定了一份食譜，想要親手烹調，在家享受與愛妻的親密時光，故一早趁老婆還在熟睡，開車外出採買，哪知提著大包小包食材返家，卻見到哭得狼狽至極的自己。

其實越是親密關係就越不容猜疑！倘若好友能夠正視內心的需求，莫論先生是否主動提起，都可以直接告知或共同規劃一個美好的週年紀念，又何苦腦補，參照著偶像劇裡的超現實情節，而差點毀了先生精心設計的浪漫呢？

顯露在冰山之上的「自我」該因為成長歷程的積累，從一次次心傷難過或深情感動的情緒與經驗中確認真愛本質，也從一次次的洞見理解中學習掌控自己的情緒收發。如此才不會撼動了本就因為相知、有愛才相聚組成家庭的初心，更該相互理解且相伴相惜地圓滿這人海茫茫中的緣份。

情緒如何表現在身心行為上

　　情緒是多重感覺、認知、思想和行為所合併衍生的心理及生理狀態，經由認知、成長歷練與重複學習，形成並奠基了不同的應對與呈現方式。簡單來說：情緒是由主觀感受和客觀的生理反應所共構而成。當較為激烈的情緒生成，人體的自律神經將會做出反應，這些反應將直接影響體內的內分泌傳導，進而影響人體的身心健康。

　　依美國心理學家保羅・艾克曼所提出六種基本情緒：快樂、憤怒、厭惡、悲傷、恐懼與驚訝而言，除了代表不同的情緒面，更呈現出不同的生理表現。

● 快樂（Happiness）

十九世紀末，美國心理學之父詹姆士和丹麥醫生蘭吉（Carl Georg Lange, 1834-1900）提出的詹姆士蘭吉理論（James－Lange Theory）便主張，情緒事件會直接產生生理及行為反應，人必需先覺察到自己的行為與生理的變化，且透過認知解釋產生情緒感受，也就是說、人們應該先感受到快樂才笑，然而在未笑開之前就無法辨別其喜悅，非得等到笑了開來才覺察出內心的歡樂，才知曉喜悅蘊藏於心而與外顯的笑容相互對應。

● 憤怒（Anger）

憤怒是生理反應最為強烈的情緒表現，身心反應通常一觸擊發，人體面對攻擊挑釁會瞬間啟動反擊或自保，腎上腺開始釋放腎上腺激素以因應人體對抗，而後出現心跳加速、呼吸急促與面紅耳赤…等生理表徵，才讓人體自覺憤怒的生成與情緒高漲。這等全面性的生理反應極其耗費精

力，倘若時間過長就容易導致能量耗竭，而損害人體健康。

● 厭惡（Disgust）

厭惡的情緒較為複雜，多摻雜嫌惡與批判，藉由強烈的鄙視與不屑的
外顯反應呈現。普遍牽動厭惡反應的有來自味覺與嗅覺、觸覺及視覺
…等五感來源，通常合併焦慮和恐懼，是極為常見、為人體少見免疫
激勵與自我保護的情緒表現。

● 悲傷（Sadness）

悲傷泛指遭遇挫折或失落後常見的感覺與行為，其對於生理功能的影
響以為醫學臨床所證實，大部分悲傷初始會以哭泣來宣洩表現，自責
與憤怒的情緒或許追隨而至，倘若悲傷的情緒無法即時紓解，則後續
則易合併憂鬱、焦慮、失眠、飲食偏差與自律神經失調等生理失衡。

● 恐懼（Fear）

恐懼是一種自發性的情緒反應，往往深受過往實際或想像的經歷所左
右，這種直接跳過思考來自非理性連結，通常伴隨著情緒給予對應的
生理反應。恐懼也是面對危險時為了自保而進行防禦或逃跑的本能行
為，當恐懼情緒翻騰、身體將進入緊急狀態，此時必然出現人體不自
主顫抖、血壓上升，就連肌肉也呈現出備戰的緊繃。

● 驚訝（Surprise）

驚訝的情緒表現依照強度的不同分為內斂及外顯，小如心緒波滔卻不
顯露於色，大至起步跳躍驚聲尖叫。然而驚訝的表現常在即刻的瞬
間，猶如一場精心設計的生日Party，突如而來的驚喜，雖然短暫、卻
讓人深刻流連。

透過覺察，敏銳於自己的情緒溫度

日常生活充斥著未知的變化，情緒就有可能瞬息萬變，不僅考驗著心念更牽動著生理表現。所幸情緒應對得以透過經驗的積累與學習，進而趨緩對於環境事件的反應時間，始得透析在直覺應對之下的真實感受。

專門研究創傷醫療的精神科貝塞爾・范德寇醫生，在他的著作《心理的傷，身體會記住》中提到：「大腦有兩個系統與創傷的心理歷程有關，處理的分別是情緒的強度和脈絡。情緒的強度由煙霧偵測器（杏仁核）和其對手瞭望台（內側前額葉皮質）共同決定，而某個經驗的脈絡與意義則由背外側前額葉皮質與海馬迴來判斷。」情緒不僅是一個名詞，是透過身體所傳達出來的訊號。唯有「覺察」，才得以聽見來自身體的吶喊。

日常「覺察」是了解自己情緒極為重要的反饋（技巧）。通常情緒訊號會透過生理的反應傳遞，這生理反應或許會是呼吸心跳的改變、身體不自主的反應、肌肉緊繃或抽搐…等，或是非病理生發之頭痛、偏頭痛、胃痛、心悸、肌肉痠痛、手腳冰冷…等，皆可能是情緒透過身體所傳達出來的訊號。

因此，當身體的症狀出現，要能夠辨別探究其因果，例如：因為空腹喝咖啡所以胃痛，因為昨日熬夜而導致偏頭痛，因為氣溫寒冷誘發心悸或呼吸不適挖掘…等，從小地方開始觀察自己來辨別，倘若仍無法找出源由，那麼不妨從情緒層面探索，透過覺察抽絲剝繭，就有機會挖掘情緒的多樣性，且看見更「真實」的自我。

當情緒奔騰而出，你也可能同時發現裡面有愛、有自卑、還有著些許畏縮，這猶如人是群居而生，人與人互動往往會相互牽連著；而情緒亦然、人的心念會經由過往經驗與生理、環境差異而產生不同認知與決定，這複雜的心緒通常由數種情緒構成，之中你會發現，同時有著正面情緒與負面情緒的存在；不同於字義、負面情緒不是要即刻改善，而正面情緒也不一定適合長久保持。

如何覺察自己的情緒？
情緒只是一種反應，透過生理或行動尋求解套，任何身體上的展現，皆有可能是情緒宣洩的吶喊，唯有透過反覆覺察、印證與學習，釐清生理症狀與情緒的關聯性。如此，當生理反應再次出現時，就能清楚辨別、去看見生理情緒源由。

所有的情緒都是真實的存在，也代表著某個時間點的真實自我，倘若刻意壓制或忽略，對於人體該將是多大的傷害！在一次輔導老師身心釋壓培訓中，一位女學員總是笑容燦爛地參與著課程研討，在課程最終我讓大家進行總結與提問時，一位男輔導員提出了對於這位女學員的好奇，他十分訝異、怎有人能無時無刻笑得如此燦爛？這該是什麼樣的成長環境才能孕育出如此的人格呀？這一番推崇誇讚的話一出，所有的學員一一附和，認同與讚揚此起彼落地附議著，但見女同學卻突發沉默，笑容霎時隱藏了起來，而隨著一句：「不是我愛笑，而是當我收起笑容，我的眼淚就會不由自主流下來！」

話聲剛止，就見她的眼淚瞬間落下、身體開始顫抖卻無聲哭泣著，那極力抑制的樣子讓人不由隨之心痛，於是我告訴她：「妳可以允許

好好做自己！想哭就哭吧！」突然淒厲的哭聲迴盪在整個空間，那是多大的傷痛！好似要把深沉的恐懼及痛楚用力宣洩拋出，除了左右兩位學員，一人握住她的單手，一人輕撫著她的背脊，現場近四十人在場沒人出聲，也未見離席，大夥兒就這麼陪伴著，直到哭聲驟減直至零星啜泣，她開始說起自己的故事…。她的兒時充斥著無盡的近親暴力，每次挨打後她總費心的用衣物、用笑容掩蓋著，她不想讓別人知道她的處境，也不給自己有對外求援的機會，當笑容越燦爛、也才能說服自己，當作一切都只是夢境，幻想著自己也是被父母極力呵護的孩子！隨著時間遷移，她在一次被打斷手臂之後，簡單拿了身分證與隨身包包就此北上離家，至今十年過去，她在台北的生活已經上了軌道，也以為已完全擺脫兒時的夢魘，但當笑容收起、心底突然翻騰而起、霎時控制不住的淚水，這才知道，其實傷痛依然存在！

> 我問她：
>
> 「妳現在感覺如何？她說：允許自己好好哭一場之後，心頭與胃部都舒緩了許多！」
>
> 而後我問道：
>
> 「妳希望大家為妳做些什麼嗎？」
>
> 她沉思了一下說道：
>
> 「如果可以…我希望有人能抱抱我，讓我感受被人疼愛的感覺！」

就這一句平淡索求的話語，再次逼出了眾人的淚水，現場不分男女，一一向她靠近，給予了溫暖誠摯的祝福。

兒時曾經遭受的傷害斷不會莫名離去，反而會躲藏隱匿在身體各處，但當年歲漸長，有足夠的能力可以保護自己時，就該適時理清傷口，讓當下茁壯的自己去擁抱那傷痕累累的兒時身影；雨過，總會天晴，你若不放下手中的傘，又如何能感受陽光照射全身的溫暖！

情緒的存在是因為有愛

我常想…有情緒就是一種福份,代表我們不僅存在,更因為有愛!然而愛的魔力之大,稍有不慎終將痛徹心扉!有愛就要惜愛,惜愛才能懂愛,懂愛就能輕鬆柔軟地去看待!

愛,可以清淡嫻雅,也可以火辣噴發!無論是電視劇裡的「山無稜、天地合,才敢與君絕」般澎湃情愛,亦或愛的真諦裡唱的「愛是恆久忍耐、又有恩慈、愛是不嫉妒、愛是不自誇、不張狂…」的神聖大愛,所展現的都是一種人對於愛的深層渴望。因為愛,真不能誇下海口!因為有愛,我們會產生需要,而有了需求、情緒就自然衍生,如同孩子為了一個玩具而滿地哭嚷打滾,此時目標明確,他也極力為喜愛的東西而努力,就現代的教育觀而言會說:「吵鬧的孩子就不應該給糖!」所以我們會要孩子好好說,然而,好好說也不見得會得到想要的玩具,因此孩子再哭鬧幾回,他便不再相信好好說是有用的了!

如同我一個學生,他從小就覺得凡事要「據理力爭」,唯有願意去爭,才代表是真的愛。他小時候喜歡姐姐的洋娃娃,因此聲嘶力竭地哭了一天一夜,終於哭到姐姐親手將娃娃奉上;國一時想要當班長,剛入新班就極力展現讓師長同學對他印象深刻,最終高票當選獲得班長一職;大學聯考前夕為了考上心目中的學校,廢寢忘食衝刺苦讀,終於進入立定的第一志願…,這看似只要努力就有所獲的一切,其實事情發展卻超乎原本想像…。

就說那小時候努力哭到手的洋娃娃好了,抱在懷裡也沒有自己的熊娃娃舒服柔軟,第一個夜晚就被他擠到床下。多年後的夜晚談心,姐姐調侃問起,連他自個兒都不明白當年堅持的點在哪兒;而國一的班

長職務也是一絕，當下學期同學提名連任之際，他主動棄選，還連聲拜託同學成全，因為他當選不久後發現，原來班長的職責超乎想像，事務繁雜不談，還得調解同學們的人際糾紛，這實非他能力所及呀！而拼命考上的系所也在入學一年後申請原校轉系，那時起才真正奠基了人生志向。這些童年往事在一杯咖啡的午茶時光談起，語氣平鋪直敘中略帶自嘲。

　　他輕聲地問著：
　　「老師，如果我的人生不這麼堅持，一切是不是會更好？」
　　我笑著問他：
　　「你快樂嗎？」
　　他說：
　　「快樂呀！但有的時候也會難過！」
　　我問：
　　「除了快樂與難過，還有什麼情緒呢？」
　　他略帶靦腆地說：
　　「我會生氣、會抱怨、會自卑，但有時候也會為自己覺得驕傲哦！呵…老師您會不會覺得我很奇怪，情緒這麼多變？」
　　我告訴他：
　　「當然不會！而且反倒覺得你的人生過得真豐富！」
　　他驚訝地抬頭看我。

　　因為有愛，所以人會有喜、怒、哀、樂、驚、恐、愛種種情緒，每一種情緒都是組合成這個身體的一部分，也代表了每個時空場景的自己，這些都該好好珍惜，並且應該好好感謝自己一路如此努力地走來！情緒的反應雖然直接，卻會相互比較與學習，人生就因為有苦、才能感受甜的滋味，因為有哀、就會珍惜喜悅的到來！

第二章

◆

關照自己的情緒
Emotion & Aromatherapy

人人都想要每天快樂無憂地過日子，但因為我們免不了得面對各種人際關係、在生活中擔任各種角色，自覺或不自覺慢慢地掩蓋自己情緒或內心真正聲音的行為產生，透過這個章節，芳療師想告訴你，快樂得從關照自己開始。

想擁有快樂，得先和自己「和平相處」

現代人不僅喜怒不形於色，連內在的快樂與否，似乎都難以辨別。總是有學生問我：「老師，我不快樂，我要如何才能找到快樂呢？」我的直接回應便是給他一本筆記本，用來記錄每天的際遇與情緒起伏，於內我請他以一個頁面，分別於左右頁寫下快樂與不快樂的片段；經過一個星期後，他主動告訴我：「老師，我覺得好快樂」。因為他發現，每日會牽動嘴角或讓心裡喜樂跳耀的事件，還是遠比偶而出現的憤怒、憂愁與無奈還多，在快樂與不快樂的次數比對後，這才相信自己是擁有快樂的。

快樂，得從「跟自己和平相處」開始，時時刻刻覺察自我且可清晰看見並掌握身心所需。有的時候，我們的確需要一些方法或是工具，來釐清自己的狀態或是需求。人的身心相輔相繫，生理及情緒的改變就不會是突如其來，只要經由紀錄觀察，往往能夠發掘一二，找到誘發身心不適的變因，唯有如此，才得以突破重蹈覆轍的困境。

猶如一位在一場演講中提問的學員，她有不定期發作的週一胃疼症狀，我同樣建議她準備一本筆記本，主要記錄每日的飲食及情緒5分量表（備註[1]），並記錄她自覺攸關情緒起伏的人際及職場狀況；兩個月後我們再次見面，透過記載可見其胃疼不適，應當不是來自飲食，儘管偶有忙碌干擾三餐或餐聚爆食狂飲，但跟胃疼的生發並無明顯的關聯性，而職場忙碌紛亂看似波濤洶湧，卻也無關乎每回的疼痛發作，直至比對人際互動才發現絲縷曙光…。

看她的記錄顯示，在這平均兩三週誘發胃痛的前一周末假期，恰巧都是婆婆北上探親的日子，這等發現著實讓她訝異不已，因為她十分

感恩她的婆婆含辛茹苦地拉拔先生長大，婆婆亦十分尊重他們小倆口的生活且待她極其關愛，而這關聯性的發現，讓她不由得思索起身體欲傳遞的訊息。

在緩緩喝了杯熱香料蘋果汁後，她突然嘆息地說知道了原因，當蘋果香氣夾帶了香橙、丁香、八角及肉豆蔻的的香氣隨著捧在手心的杯子冉冉竄入鼻腔，那從未有過的舒適與放鬆瞬間擴散至全身，這才發現一直以來自己是如何戰戰兢兢於生活，如何積極地想做好份內的每一份工作，為此肌肉逐漸僵硬卻不自知，呼吸也逐漸短淺且混亂，那超過身體得以承受的負荷卻以胃痛呈現，其實就是在提醒自己該輕鬆自在而為。

備註1

「5分量表」是一種用來測量心理感受與生理狀況的自覺性評估，以情緒為例，1分極佳，5分極差，可依循自深感受加以記載，並供判斷。

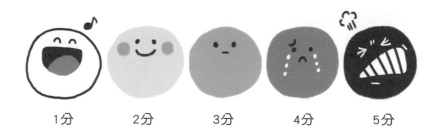

| 1分 | 2分 | 3分 | 4分 | 5分 |

重新拾回自己的身心感受

　　一人分飾數角總讓人不得不分身而行，當站在不同的位置就會有不同的互動與應對，甚至生成不同的高度和抉擇，這高難度的技巧真得經過時光的淬鍊，才得以迎刃有餘地去面對。然而情緒會從日常經營與人際互動中產生，儼然成為現代人伴隨生活的配備。配備既然隨身，就該熟悉其性能與用法，唯有了解基礎運作，而後再談配備升級。「自我覺察」即是其配備規範之引導，先凝聚身心感受，再逐步辨別情緒且探究背後意涵，如此即可掌握情緒配備之精髓。

　　情緒會從超出日常生活、人際互動所能接受的範圍裡產生，很多時候並非內心不起波瀾，而是生發事件尚在個人能夠接受的範圍內，但當牴觸到底線時，情緒將自然而然地衍生，所幸當年歲漸長，隨著經驗值與理解力的增加，我們的脾氣與情緒會越來越收斂，不再像年輕時動不動就被踩到底線而大動肝火。但若迫於壓力與無奈，當收斂過頭、也很容易與自己的情緒脫節。

　　我有一位相識多年好友，拿著醫院裡的一日健檢報告來找我，她無法理解為何平日毫無異端，甚至從未感受不適的身體居然多處亮起紅燈，舉凡高膽固醇、高血脂、心電圖些許異常甚至到胃潰瘍，那滿江紅的健康總評，顯示著生活極需調整，因此她問我該如何實踐？我這位好友、是個工作不要命的鐵娘子，每回好友相聚她總有接不完的電話與訊息，吃飯速度之快、誇張到無法說出5分鐘前才剛吞下肚的菜色，夜晚從未在預備好的狀況下就寢，而是隨著工作、不是趴睡在書桌就是倒臥在沙發上，這等賣命的行徑實在遠遠超出常人的範圍，她說起近年來逐漸失去感覺，曾幾何時、她開始不知道冷不知道熱、不知道飽不知道餓，慢慢對於物質慾望漸漸低下，連人際情感好似也不再熱衷。

其實生活習慣很難說改就改，難以達到的建議又有不容易執行的疑慮，因此我只要求她為自己做幾件平凡的事：

一、為自己好好地呼吸！

二、為自己好好咀嚼吞下每一口食物！

三、每天為自己做一件讓自己開心的事！

四、每晚抱抱自己並感謝如此努力的自己！

人的忙碌有時已經無法釐清，到底是必要？或是想要？然而在忙碌之餘仍得保有自身的覺察，這些理當與生活為伴、與生命共存的身心感受，定該重新拾回，讓自己得以純粹活在當下。

" *生命是由心跳躍動開啟，生活就該時刻傾聽內在的聲音。* "
——*芳療師的療心話語*

芳療建議！

【活在當下】

香氣配方：甜橙、黑雲杉、乳香

使用類型：滾珠瓶按摩油、情緒香水、香膏

香氣屬性：身心自在需由內醞釀，**甜橙**的氣味簡單愉悅，用以暖心歡樂，讓人探看心底的純粹；**黑雲杉**深具氣場保護特性，得以收攏飄散外移的心神；而內斂於心的**乳香**足以柔軟那慣於堅硬的心懷，當心柔軟了，使得外收內藏提振感知，讓人純粹活在當下。

當照顧別人成了無底黑洞時⋯

自私，本該義無反顧！在不影響他人的情況下，就天性原則，該以自我為中心去做出行為反應，取自己該取，以照顧好自己為己任。尤其人是群體而居，人與人常環環相扣，一有差池、蝴蝶效應便起，就算不至於改變國家社會，但卻足以撼動家庭及自我的生活圈。

曾有一位學員默默哭訴，她說為了家庭她辭去人人稱羨的工作，只管在家照顧老小處理家務，十幾年來、家人們也已習慣了她的服侍與照顧，偶而與同窗好友來場小聚，先生就會抱怨晚餐由婆婆獨自料理，孩子們也會因為找不到東西而頻頻來電詢問，這種情況常讓知心好友們深覺不可思議而私下建議：該適時放手、讓先生與孩子們也能學習生活自理；然而她總認為：家事不好委由家人執行，且孩子尚是需要媽媽照顧的年紀⋯這種「責任自己扛」的心思常讓她疲累得喘不過氣。

當日子就在這種永無止境地採買、洗滌、打掃、整理家務、送書本、帶便當中循環時，每到眾人返家，她看著玩著手機、打著電動、看著電視的先生與孩子，心底總不自覺地怨懟了起來，這等心思讓她烹煮的晚餐漸漸失常，孩子抱怨聲起，她才真的覺得夠了！她為這個家庭付出夠了！

> 她憤怒地問我：
> 「為什麼每個人都不珍惜我，都看不見我的付出？」
> 我問她：
> 「那妳珍惜你自己嗎？」

她頓了頓，眼淚也隨即流下說：「一直以來我努力經營著身為人妻、人母、人媳的角色，我樂在其中不曾埋怨，只管盡心做好自己的本分，但曾幾何時，我似乎做過了頭，做到忘我，是我漠視了自己的基本需要！不珍惜我的不是別人，其實是我自己呀！」這是多麼清晰的看見，在我未給予任何話語或建議之前，她已從中領略，而且如此成熟正向。

"

我問她：

「那妳現在想怎麼做？」

她說：

「其實我私下曾憎恨，覺得是我把他們慣壞，讓他們不懂得感恩，但我現在想想、是我自己沒有設立底線，義無反顧地付出，是我自己放棄了讓家人尊重我的機會，因此我會好好思考，理清我對家庭的期盼，再告訴家人我的想法。」

"

如此經過兩個禮拜、她在課後告訴我：兩週前的夜裡，在吃飽飯後她請家人各自將碗筷放到水槽，並開了個家庭會議。她告訴老公和小孩：「我愛你們，所以一直以來我竭盡心力的照顧著家庭，我從不要求公平對待，因為家裡該是講愛而不是講理的地方，但是我現在身累心更累，我需要你們幫忙，一起努力照顧好我們的家。」她說自己很幸運，因為從那日開始，孩子們開始懂得洗襪子先自行翻面，也學習將摺疊好的衣物擺放到衣櫃裡，老公也接手協助晾曬衣服與簡單家事清潔，全家齊心分擔家務，讓她的生活有了空閒時光，夜晚還能與兒女談談學校趣事，更能有情調的與先生喝杯花茶再聊聊遺忘許久的夢想。

人的生命或許有著不同的契機，但真得要學會好好照顧自己！唯有把自己顧好了，我們才有更多的體力與動力去完善我們的生活！為自

己而活，將自己當成圓周的中心點，如此向外擴展才得以有愛有力量地去呼應愛護我們的親人與朋友。人，好好的活出自己，這非但不是自私，反倒才是為自己負責任的表現。

" 善待自己，否則你要誰來善待你。 "

——芳療師的療心話語

> **芳療建議！**
>
> 【珍重自己】
> **香氣配方：**玫瑰、檀香、甜橙
> **使用類型：**滾珠瓶按摩油、情緒香水、香膏
> **香氣屬性：**賦予一抹**玫瑰**馨香，讓愛得以堅守於心、扎根醞釀，結合
> **檀香**沉著穩健，即得細心呵護孕育滋養，合併**甜橙**暖心
> 充沛，始得於內穩扎固守，更因為安全有愛而懂得柔軟
> 開闊，珍重自己，讓周遭的人適時承擔，也讓他們得以
> 走進且融入你的生命。

當你失去「存在感」與「安全感」時…

有一個學生，她自認為是被爸媽拋棄的小孩，因此不自覺的想透過團體的包覆來增加自我的歸屬感，學生時期在班上擅長搞些小團體，待出了社會、不僅在公司努力拉攏著人心，更於下班後參與不少民間社團，而把自己的日子搞得很是忙碌。在感情上，卻總是無法久長，男朋友一個換過一個，只因男友不接電話或一次行蹤成謎，就認為對方不愛自己而提出分手。

她告訴我，從她出社會後，開始有能力負擔自己的生活時就給自己許下承諾，她不會再讓別人有拋棄她的機會，因此當對方疑似不忠，她便會先行下手，然而這樣的次數增加，不安的情緒就已壓迫的讓她無法好好呼吸，她開始產生焦慮，開始會在夜半驚醒，開始懷疑每個在自己身旁的人都總有一天會捨棄自己。

其實「安全感」是一種感覺，它是奠基在「存在感」之上，因此倘若個人存在感低落，就算被多麼強大的安全感包裹，可能也無法有任何感知性感受。此時對她而言，釐清自己該是極為重要的！

"

我問她：

「妳覺得自己需要什麼？」

她說：

「安全感。」

我問：

「安全感對你而言，實質的感覺是什麼？」

她想了一下說：

「溫暖。」

我反問她：

「妳覺得溫暖會連結到什麼？」

她不假思索地說：

「太陽。」

我問道：

「那麼在溫暖的太陽下，妳覺得會有什麼？」

"

她突然笑了，說了柑橘園（因她回想起學生時代，校外教學至柑橘園採果的場景），於是我拿出了4瓶柑橘類精油讓她逐一嗅聞，並請她幫我挑出她認為最具溫暖陽光特質的氣味。

柑橘（橘子）的香氣對她而言，勾勒出年節團圓的畫面。葡萄柚氣味激起兒時雀躍奔跑嬉戲的回憶。而檸檬的氣息撥撩了對於媽媽的思念，那一幕幕兒時發燒媽媽守護在病榻旁的形影莫名竄進腦海，那是媽媽餵食維生素 C 的味道呀！這個突如其來的畫面，讓她紅了眼眶，長久以來一直無法諒解為了生活出外打拼而拋下她的雙親，但這怦然跳入腦海的場景，居然讓她剎那間釋懷了，因為她瞬間能感受到媽媽的愛，也突然理解了父母的無奈。

　　她花了稍長的時間，細細地嗅聞著遞給她的甜橙（柳丁）氣味，她說這香氣甜甜的、暖暖的，讓她有著安心的感覺，至此、我讓她花了些時間，挑選得以陪伴並賦予她力量的香氣護守，她挑選了甜橙，因為這味道帶給她暖陽般的心安；選擇了檸檬，因為檸檬提醒了她也是媽媽細心呵護的孩子，另外又選了瓶岩蘭草，因為那強烈扎根的氣味，瞬間敲醒她，感受到自己真實的存在。

" 我們無法左右旁人的愛，但能做到的是在今生好好寵愛自己。"
──芳療師的療心話語

芳療建議！

【歸屬心安】

香氣配方： 甜橙、檸檬、岩蘭草

使用類型： 滾珠瓶按摩油、情緒香水、香膏

香氣屬性： 心安不應外求，而該內尋探究。香氣的給予即當以暖心內斂為調香訴求，透過柑橘屬性之暖陽特性用以撥散內心的陰霾，任**甜橙**溫暖舒心、以破除自我設限，**檸檬**的清晰、以敲醒莫名的作繭自縛，再以**岩蘭草**帶動，穩穩扎根，讓心有所歸屬，才得以輕鬆自在，好好愛自己。

當你因為壓力而戒斷不了「吃」的誘惑時…

　　人體的口慾其實來自胎兒時期，那長達9個月的時間，待在媽媽的肚子裡，一張嘴就有羊水入口，寶寶聽著媽媽的聲音，聞著媽媽的味道，心安的一切就如此奠基著，直到出了娘胎，那平常人感受不到的大氣壓力與冰冷的空氣瞬間襲來，剎時恐懼張口哭啼順暢了呼吸系統的建構，也代表著一個全然獨立的生命正式脫離了母體。孩子在新生初期分分秒秒都在適應學習，除了那來自媽媽的聲音、溫度與氣味得以撫慰孩子的心緒，還有胎兒時期奠基的口腔吸吮，亦是得以有助安定孩子的情緒。

　　然而國人的教養，有時著重外觀樣貌而忽略了內心需要，多數的孩子都被強迫過早戒掉奶嘴，而這過早的「奶嘴戒斷」或許正是影響成人後飲食失衡及情緒失調的主因，每個孩子的需求不一，總得等到時機成熟，等到孩子的身心準備好了，此時戒斷的不安全感才會降到最低。國外學者研究即顯示口慾期的不滿足與成年後的暴飲暴食呈正相關，數據顯示、口腔期沒有獲得滿足的人，較容易在成長遇到壓力時，選擇透過吃來紓壓，因為唯有透過嘴巴咀嚼，才能緩解自己的情緒，透過「吞嚥」的動作來暫時躲避當下的問題。

　　「壓力」儼然是現代人最基礎的配備，適當的壓力有助於產生助力；然而倘若壓力過大超出人體負荷，就恐影響人體健康，因此對你而言、倘若「吃」能夠緩解身心壓力，那麼在還未能找到釋放身心壓力良方之前，那麼，就吃吧！但是如果壓力巨大且時間漫長，吃多了、就怕會形成另一股壓力來源，那就是肥胖！因此為了身心健康，放到口裡的食物就該慎選，亦如口慾的延續需要咀嚼，那麼就準備一些得以咀嚼又不至於造成身體過度負荷的食物，你可選擇像是芹菜、

黃瓜、紅蘿蔔、玉米，甚至些許水果如小番茄、芭樂等堪屬健康的食物，這些都是現代人在憂鬱恐懼時最好的咀嚼零嘴。

我的好友，她那剛邁入雙十年華的女兒，近年因為課業壓力，不自覺靠吃紓壓卻讓體重增加了近十公斤，為此私下網購了號稱具有減肥效果的減重食品，結果等到失眠頻繁，好友才發現女兒的異樣，經過中藥調理，睡眠才稍有好轉，但這用吃來紓壓的習慣，卻一直無法改善，爾後變更採買，將炸雞、珍珠奶茶、薯條等食物變更成上列的蔬菜水果後，就此符合口腔的需求，也改善了身體的健康狀況。

然而我有少數較年輕的學生認為，「吃」所帶來的快樂不僅只在於咀嚼的當下，食物的口感與香氣貫穿鼻腔才是咀嚼啟動快樂的最大功臣，那麼為了兼顧健康與對於香氣的期望，以珍珠奶茶為例，如果你期待的是「快樂」，那麼是否可以循序減糖，在減少糖分的飲料中，依然存在愉悅感受得以紓壓；另外、還可試著探尋對自身得以提振「快樂」的香氣，讓香氣有機會替代對於珍珠奶茶的歡樂需求。

" 順流而行、見招拆招，壓力反倒得以幻化美好！ "
——芳療師的療心話語

芳療建議！

【愉悅緩壓】

香氣配方：葡萄柚、玫瑰天竺葵、甜馬鬱蘭

使用類型：滾珠瓶按摩油、情緒香水、香膏

香氣屬性：壓力無所不在，端看你如何去看待。**葡萄柚**猶如個歡愉的孩子，正滿山遍野地奔跑著，儘管面對壓力仍能保持流動、舒心以對；**玫瑰天竺葵**用以平衡調理荷爾蒙，滋養神經，以緩和人體呼應壓力來臨時的恆定應對；而**甜馬鬱蘭**得以消弭壓力牽連的緊繃，將之轉為動力，成就一切美好。

當你覺得長期夜不成眠時…

談及失眠，思緒就不由得回到2000年在倫敦與一位友人的相遇，她是經由家庭醫師轉介而來的個案，當年三十六歲的她、據說失眠病史已近三十年整。她自喻家庭幸福、學業工作順利、人際關係和諧，唯當深夜降臨，總得輾轉難眠直至曙光破曉，安能穩穩入睡，數十年來她看過無數醫生，在英國當地更經由介紹嘗試過中醫及催眠治療，初期皆有些許功效，但效果多無法長久，便又再次陷入夜夜無眠的困頓。

初踏入芳療門診，經由芳療諮詢及情緒與壓力測驗皆未發現異樣，然而透過香氣檢測發現，她對於那些深度挖掘探索的氣味有著較為強烈的反應，之中尤以岩玫瑰及喜馬拉雅雪松為最，當她將沾有喜馬拉雅雪松氣味的聞香紙在鼻腔前一次次地繞著圈圈，猛烈不停歇地嗅吸著，當下的時間好似靜止，我任她在自己的時空裡顫抖探索著，直到她眼泛淚光，猛然回神跟我說，她突然發現、在她塑造的歡樂外表之下，原來深藏著莫大的恐懼，但她不知道這恐懼從何而來，只是覺得好冷，空間瞬間冰凍了起來，我讓她喝了點熱水，並遞上了肉豆蔻的香氣，肉豆蔻氣息透過熱蒸氣進入鼻腔，讓她快速地回暖。

> 我問她：
> 「恐懼還在嗎？」
> 她說：
> 「我想恐懼一直都在，只是長久以來被我深深地掩蓋。」
> 我問她：
> 「現在恐懼在哪裡？」

她摸了摸肩膀訴說著恐懼的藏匿，我幫她安排了一個簡短的背部療程，配方用上了喜馬拉雅雪松、快樂鼠尾草及肉豆蔻，經由簡短的神

經探索碰觸，很快感受到她原本緊繃的肩頸逐漸鬆軟，空間也傳來了她沉重的呼吸聲響，我緩下在她背上按摩的力道，感受著原本稍顯冰涼的肌膚提振了溫度，皮表底層傳出的脈動也易趨平穩，我知道她正穩穩地睡著。

療程結束，我輕輕喚醒正趴睡的她，卻見她早已淚流滿面，她說道在瞬間入睡的時候，她回到了五歲的時空，那年是她的父母爭吵不休差點離婚的時刻，總到夜深、父母壓低的爭吵聲，伴隨巴掌及母親的低泣聲，讓緊趴在門內的她夜夜恐懼不已，雖然這種狀況沒多久就終止，她也未曾告訴父母，而這深夜的恐懼就此深埋。這突如其來的時空回溯雖然沉重，但卻一針見血，扎得她猛然覺醒，也找到那夜不成眠的原因，她深深地抱著我跟我說了聲謝謝，便帶著我調製給她的香氣祝福與我揮手道別。一個月後我收到她親手書寫寄來的謝卡，告訴我失眠的現象在那日療程過後就已不再，那特調馨香帶給她暖暖的幸福感受，也讓她真正的揮別兒時的夢魘。

> *別怕！如今的你已成長茁壯，就讓兒時的夢魘隨風遠去！*
> ——芳療師的療心話語

芳療建議！

【擁抱幸福】

香氣配方：月桂、快樂鼠尾草、肉豆蔻

使用類型：滾珠瓶按摩油、情緒香水、香膏

香氣屬性：月桂的氣息可謂是心靈威而剛，用以彰顯和平及勇氣；**快樂鼠尾草**獨有的幸福感受，得以劃清時空的隔閡，讓人拋卻過往，只管珍惜現在；而所有的恐懼會在**肉豆蔻**的氣息散播亦跟著煙消雲散，暖性提振，集結身心的力量，領你跨越困境，擁抱屬於自己的幸福。

如果你總習慣否定自我、凡事沒信心…

「自我否定」與「沒信心」時常被畫上等號，但就我所接觸的個案而言，我發現兩者各具意涵，自我否定通常是兒時的遭遇而衍生出的認知，這對於現下認真活著的自己十分不公平，因為任憑如何努力，將受自我否定全盤覆蓋，其實自我否定與認可僅在一線之隔，何不讓自己邁開步伐大步跨出，成就此生最是重要的自我！而沒信心、通常是個疑問句，背後傳遞的是許許多多的問號，我行嗎？如果失敗了我該怎麼辦？到底該不該去實踐呢？這等心態往往拖泥帶水，一副只要不去做就不會失敗的心念，說穿了，說沒信心其實也只是不願意去執行的藉口罷了！可謂不戰而降，實在可惜！人生真的短短，何苦糾結、憑空論斷輸贏？不如起而行，勇於體驗且揮灑時光，莫論成敗，只要你曾為自己努力過，一切就已足夠！

" 扶自己一把，你會走得更加平順！ "
——芳療師的療心話語

> **芳療建議！**
>
> 【跨越自我設限的鴻溝】
> **香氣配方：** 香桃木、肉桂、黑胡椒
> **使用類型：** 滾珠瓶按摩油、情緒香水、香膏
> **香氣屬性：** 扶自己一把，需要充沛的動力與信念，就讓清潔殺菌極佳的**香桃木**揮別傷痛，消弭腦內喋喋不休的自我批判，且擺脫自我設限的隔閡，**肉桂**的熱情洋溢用以開闊自身價值、拓展個人優勢，以促進綻放新生；而**黑胡椒**的溫潤激勵，得以幻化成為強大的推動力，跳脫不變思維，協助跨越自我設限的鴻溝，做自己最有利的助手。

如果你常在意別人對自己的評斷或看法

人很奇妙、時不時忘了自己，漠視自身狀態與需求，但卻無法不去在意旁人對於自身的評斷或看法。從小到大，我們在不同的團體中淬煉長大，每個人會逐漸磨練出自己在團體中的角色與樣貌，有的人活得自在，在團體裡總能大肆宣揚，不僅掌握著自己的人生，也同步左右他人的選擇，這種人極具熱忱，但作法卻不太恰當，就算意見再好，鋪陳極其完善，而被干預的人是否就一定心存感激，只因自己人生被關照得無有風雨？這種感覺就好像那些成年後來參與身心紓壓課程的學員，總反覆地在不同的課堂上找尋自我，他們的共通點多是在成長的歷程裡被刻意忽視、或者被極盡關照。無論是被刻意忽視或被極盡關照的孩子，都會因為在成長的過程中，少了和諧的互動與支持性的認可，甚至因為缺乏得以觀摩學習的角色，在環境單方打壓的狀況下而逐漸放棄抉擇的能力、喪失本我意識，漸漸地迷失了自己。

這般個人特色，不會單純因為成長而改善，反倒會牽連影響成年後的人際互動，二十八歲的T在失眠團體課程裡提出她的疑問，她說當人真容易自找麻煩，朋友少、嫌孤單，朋友多、又備感壓力，只因所有的朋友，無論年齡大或年齡小，每一個人都把她當成個需要給予意見的孩子，提醒她該如何做、如何選擇、如何判斷與應對，當她順了A的意見執行改變，B就會突然出聲，讓她依照不同的方式去實踐，就連穿衣剪髮、朋友們也都極盡全力地給予意見，她只能剪個A建議的髮型，穿上B陪同購買的上衣，再搭配C網購給予的長裙，原本想朋友們應該都能滿意，殊不知卻被嫌棄到爆頭，唉！搞得如今要見朋友，前一晚就會失眠，因為不知道該怎麼穿，怎麼說話應對，才會符合朋友們的口味。

不可諱言、有些人真是熱心過頭，跨越了界限，忘了每個人都有權利為自己選擇，該如何生活，但人際應對是凹凸互補，有時接收者不適時喊卡，給予者就會順勢加碼前行，因此人真該即時表示意見，我們能夠將他人的建議做為參考，採不採用、就得自行評斷與承擔，總不能在事發之前毫無表示，聽從了旁人的意見失敗後，再來責怪他人吧！學習為自己負責、就該從下決定開始。

" 承擔不僅是種責任，更意味著人生就掌握在你的手裡。 "

——芳療師的療心話語

芳療建議！

【找回承擔的勇氣】

香氣配方：茉莉、歐薄荷、生薑

使用類型：滾珠瓶按摩油、情緒香水、香膏

香氣屬性：自信、是生為人莫大的勇氣，它或許是實質的表現，也可能是看不見的信念。**小花茉莉**的香氣細緻甜美、足以喚醒人性本質，讓純然的自信冉冉而升；**歐薄荷**的激勵得以將這股純然的力量透過神經蔓延，傳遞周身器官與細胞，並不時鼓舞著、打氣著；在退縮不前之際，更有**生薑**的護持，以增進感官知覺，不容籌措沉溺過往，給予你勇敢向前邁進的勇氣。

當你一直無法離開某個人時⋯

　　孩童時期、我們會因為離開媽媽或主要照顧者而哭泣，那淚水的背後蘊含著恐懼，只因原本心安的堡壘因為分離而瓦解，這在小人兒的腦海裡就等同於世界被毀滅，因為不得已，只好哭得聲嘶力竭，用哭喊及淚水的宣洩才足以覆蓋那擴大不已的恐懼，直至累了、倦了，才稍能停歇。這樣的經驗，想必在我們幼小的時候都曾經發生，我們也都覺得那是成長經歷的必備過程，然而、在我從事兒童情緒與陪伴關係協助時，會發現有許多被強迫接受、強迫長大的孩子，其安全感遠遠低於他人。

　　分離焦慮若處理不好，即會成為分離恐懼，而欲轉圜這種在孩提時常發生的情況就只得仰賴照顧者的耐心與時間了，在孩子還小的時候，我們能夠運用香氣，例如在室內放置甜橙的香氣，協助孩子放鬆身心，或者夾帶著照顧者的氣味，給予孩子在保母照護期間，能夠有安全感的氣息伴隨；而當孩子大了、能夠稍事理解，就得好好說、與之訂定約定，有些孩子能夠較早脫離分離焦慮時期，但有些卻需要稍長的時間，照顧者得有耐心地允許孩子並依照孩子的狀況所需與安全感的奠基，去訂定孩子脫離分離焦慮的時間，給孩子足夠的時間，人生路途將會更加地穩健。

　　在大學任教的G有個連自己都難以理解的狀況，總在歷任助理離職的夜晚，她會莫名痛哭不已，明明知道助理不可能久待，也鼓勵著她們的開拓屬於自己的未來，但那不由而生的分離恐懼總驚滔駭浪的席捲而來，那種感覺就像世界崩裂，更有著被拋棄的撕裂感受。直至某一次餐敘，我同她提及那時期參與孩童安全感相關的呈現，她才提起這個讓她飽受疑惑的事件，她說她的父母都是高學歷知識份子，從小

她總在保母與托兒所、幼兒園的照顧下頻頻搬遷，在她的記憶裡，母親總是用扔下她的方式去擺脫她聲嘶力竭的哭喊，而今她發現，當時隨著時間推進、她慢慢縮短了情緒的表現與哭喊的強度，直至後來笑著跟母親道再見，這看起來像是成長的表現，其實是她將情緒與恐懼掩埋，因為她知道母親不會為她駐留。我聽著她的自我剖析，不由得想著、人的一生該背負著多少個時期的喜怒哀愁，兒時的驚恐傷痛都該在深深擁抱後，讓它揮之散去，人生在世總有許多境遇，有人陪伴的時候該要感恩，沒人陪伴的時候就應該好好珍惜，學會與自己暖心相伴。

　" 人生最值得的愛，便是與自己暖心相伴。 "

——芳療師的療心話語

　芳療建議！

【與自己暖心相伴】

香氣配方：甜橙、苦橙葉、橙花

使用類型：滾珠瓶按摩油、情緒香水、香膏

香氣屬性：人的生命歷練，往往鑲嵌了許多的時空與畫面，有的時候會夾帶了不屬於自己的經歷，或者丟失了某一些重要的碎片，讓我們透過香氣的調配、重拾拼湊那完整的個體呈現。以**甜橙**的暖心純粹牽引著**苦橙葉**所釋放的深層恐懼，而**橙花**極佳緩解焦慮的特性，足以驅逐那冷冽的寒冬，用以綻放暖陽，來溫柔呵護著此生最急需被呵護且關愛的自己。

情緒有解！芳療師給你的療癒建議

　　生命的多樣性往往極其多變，而人因為置身其中，有時實在難以釐清自身狀況與實際的需求，這時可試著採用些許方法及工具，將會對你有所幫助！

A・有助釐清問題的「九宮格平行思考法」
一、先將主要欲探究的事情或是物品填入九宮格正中心。
二、將相關連呼應的情緒感受依箭頭方向，依序填入外圍八個表格中，用以釐清事情或是物件造成情緒應對的相關因素。

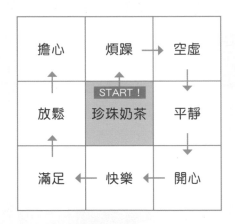

　　上圖是一位學生以珍珠奶茶填寫的關聯性情緒，空虛、煩躁該是飲用珍珠奶茶的主因，而快樂、放鬆、平靜、滿足、開心即是飲用後的期望或收穫，而擔心是唯一不同的語詞，因此再進行「九宮格平行思考法」探究，對應結果如下：

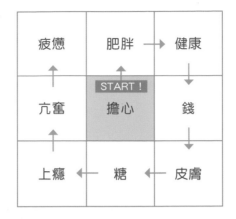

　　以擔心為主，再延伸思考，所得到的八個語詞十分有趣，因珍珠奶茶延伸的擔心情緒之背後得到肥胖、健康、皮膚，可見她知曉珍珠奶對於身體的危害，錢跟糖是很實質的現實面，而上癮、亢奮與疲憊則是經驗反應的精神性感受。

　　這位學生在練習「九宮格平行思考法」的自我探視後，居然自此戒除了珍珠奶茶，因為她說不值得用這麼多的擔心及身體危害去換取快樂，快樂可另行他處找尋！你呢？你也可以試著用九宮格平行思考法釐清人事物對你的真實意涵，從中探究心底的想法以及感受。你可以在九宮格中間寫上你想要釐清的話題，而後依照箭頭寫下主題延伸而出的情緒或相關感受，再自行思索探究，或許能夠解開某一些藏於心底的心思哦！

B・開展與聚焦思緒的「心智圖」

　　心智圖是一種用圖像式思考並用來輔助思維表達的工具。在醒吾科大教授「創意思考」課程時，我在觀察學生以心智圖方式來介紹自

己及規劃人生路途時發現，心智圖書寫延展越多越豐富的同學，通常較有自信也較懂得規劃自己的人生，當然其年齡普遍也較為年長，或者較具人生經歷。而許多年輕的同學反倒連結稀疏，一位略顯僻靜的同學甚至連與自身相關的自我介紹都難以下筆，且經過開放式問答引導，這才發現自己不只如此，原來經過多年工作的磨練，已然奠基些許專長，而專長能夠結合興趣成為未來生涯規劃的一環，這等發現讓她的眼中瞬間散發從未顯現的光芒。

　　無論你在人生的哪一個階段，無論是遇上需要連結或記憶的事件，還是需要整理或規劃的狀況，何不試試以心智圖的方式來釐清或者去看見。你可以這麼做：

一、首先，先選擇一個需要釐清的主題。

二、依照主題盡情延伸開拓思緒。

三、聚焦思緒化繁為簡，並就延伸思緒再持續聚焦探討。

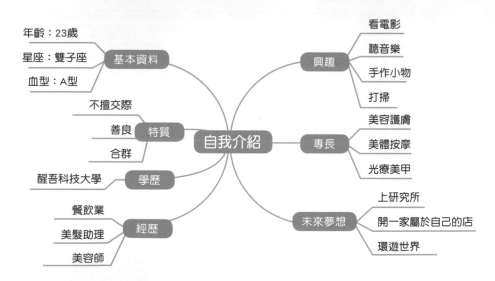

註：此心智圖中的自我介紹為「探索目標」，以此再往外延伸出各個「思緒」的小分支

C‧充滿香氣祝福與力量的「芳香療法」

芳香療法最有力的是給予支持性的力量，透過植物香氣的協助有助於找出應對生活的方式，帶著香氣的祝福在生活中實踐，讓身心靈得到陪伴性的呵護，待情緒舒緩了、身心安適了，即有足夠的能量去面對生命的考驗與重重的困境。

精油的香氣各有巧妙、皆有意涵，每個人在不同的時空與心境，對於香氣的喜好將有所不同，相反來說、當對於香氣的喜好改變，就代表著不同的情況正在上演。因此當一縷香氣衝刺入鼻腔，無論是喜歡或厭惡，只要激起情緒漣漪，就代表著香氣與人體正撩撥著陣陣波滔。

芳療的評斷除了可就專業呈現探討著生理與情緒，你可曾體驗「直覺式芳療」，像是精油抓周或是精油牌卡，這些都是結合大自然植物的力量所衍生而出的方法及工具，讓精油應用得以更加親民，並且強化力量去深掘內心。通常這等判斷會依循「精油原生植物的成長背景」與「療癒特性借鏡評斷」。

以檀香為例，檀香是一種半寄生樹種，其幼苗在成長過程會大舉輸送養分用以茁壯根部，好讓根部吸附寄生在周圍樹種以吸取其養分，因此當一株檀香長成大樹，其外圍植物多半枯萎凋零，看到這兒、或許你會認為檀香是自私狡詐的，然而我倒認為檀香是有智慧的！不會像樹林間某些植物，為極力爭取陽光照射而奮力延展，就算攀高數尺，末了都會因為過於細長，或者地下根未能粗壯而難成攀天大樹，而檀香懂得伺機而動，期間努力積累自身能量，實在得以讓人借鏡！因此、無論是精油抓周或是精油牌卡，當你抽到檀香，就代表著你該適時歇下，先扎穩腳步積累能量，待合適時機再順勢出擊吧！

當你感覺人際關係陷入僵局時⋯

人總有情緒複雜的困難時刻，這時無論是尋求醫師或專家諮商，亦或找尋親朋好友協助，其實最後能做抉擇的仍然該是自己。沒有人能替代你選擇你的人生，你也不該任由他人左右你的選擇，人生路途、我們可以參考著父母、師長或重要他人的意見，但最終要勇於承擔，由自己做出最終的抉擇，為自己負責、無論結果是好是壞也不至於埋怨他人，徒增煩惱。況且依循自己的選擇，也至少無怨無悔，畢竟嘗試了，失敗就無有所懼。

勇於嘗試、是我們能給予此生最大的資源，在安全且不傷害自己及他人的狀況下，本該多方體驗。因此無論你生活平順或是遭逢瓶頸，何不拐個彎，走條不同的道路，沿途風景雖不一定繁華秀麗，但嶄新的景緻將帶來不同洞見，或許也將跳脫框架、激發嶄新的契機。人與人的相處倘遇到瓶頸，也該試著轉彎，避免重蹈覆轍，落入永無止境的惡性循環。

在一場談及家庭情緒的演講結束，一位學員私下問我該如何才能避免每日早晨為喚醒青春期兒子時所產生的衝突，母子倆於晨間的言語寥寥可數，僅有四句對話，卻日日激起爆炸性的火花：

> 母親：「快點起床，你要遲到了！」
> 兒子：「不用吵我！」
> 母親：「我怎麼能不吵，到時候你遲到，老師又要打電話給我了。」
> 兒子：「煩死了！」

　　我很訝異！這相同的對話居然已經持續了一整年，雖然媽媽極盡責任在於提醒兒子莫要遲到，然而用詞似乎到不了兒子的心坎，也就枉費了一片良苦用心！因此我請媽媽拿出紙筆、為這每日上演的實況劇預設台詞，想想…除了到時候你遲到，老師就又要打電話給我了。還能說些什麼？她很認真的思考，寫下了數句話，我讓她參酌使用，每天只採用一句，再端詳兒子的反應。

> D1.
>
> 母親：「快點起床，不然你會被記警告」
>
> 兒子：「記警告就記警告！」
>
> D2.
>
> 母親：「快點起床，不然我上班會遲到了！」
>
> 兒子：「妳遲到關我什麼事！」
>
> D3.
>
> 母親：「快點起床，不然遲到了很丟臉！」
>
> 兒子：「……」

　　第三天的午後，她有些洩氣的告訴我這三天轉換台詞的實況，現況雖然一樣慘烈，但母子倆的對談已跳脫原本一陳不變的框架，這真是個好現象！我鼓勵她再試試，看來只是言語行不通，那就再換換換台詞吧！

> D4.
>
> 母親：「快點起床，不然老師罵你，媽媽會心疼！」
>
> 兒子：「噁心！」

直到第三週的一天，媽媽再也擠不出新的台詞，就說了句：「快點起床，媽媽幫你準備了你喜歡吃的早餐哦！」想不到兒子居然翻身坐起並回應了句：「好啦！好啦！」讓延續了一年的火爆早晨終於回歸平靜。

　　一個拍子打不響！若想要改變現有的情境，就得「從自己先行調整」。日常應對中，不妨偶爾換換台詞，讓對象也有機會給予不同的回應；而當遇到某些難以跳脫的瓶頸，那就唯有改變既有的模式與路徑。人生旅途看似固定，但我們可以選擇不一樣的方式去經營，轉彎才可見到不同的光景。

" 柔韌似水適時轉彎，即能消弭衝突讓愛了然於心。 "
——芳療師的療心話語

不要吵我！ ─ 快點起床，你要遲到了！

你遲到，老師又要打電話給我了 ─ 煩死了

記警告就記警告！ ─ 快點起床，不然你會被記警告！

親子對話

快點起床，不然我上班會遲到 ─ 妳遲到關我什麼事！

快點起來，不然遲到了很丟臉 ─ ……

噁心！ ─ 快點起床，不然老師罵你，媽媽會心疼！

✦快點起來，媽媽幫你準備了你喜歡的早餐哦！ ─ 好啦！好啦！

芳療建議！

【轉彎】

香氣配方：佛手柑、純正薰衣草、羅馬洋甘菊

使用類型：滾珠瓶按摩油、情緒香水、香膏

香氣屬性：因為有愛，就不應該給予傷害，真正的愛只管了然於心，有時無法任由言語闡述，只因為愛是如此簡單純粹，這等清晰自在就猶如**佛手柑**的綻放，朝氣蓬勃亦帶著絲縷的柑橘清香；善於調節恆定的**純正薰衣草**，得以穩固自律神經的和諧並提供舒適的臂彎；而那極具甜美蘋果氣息的**羅馬洋甘菊**著重規範且防禦，用以梳理某些錯綜複雜的情緒，屏除輪迴式的框架，且疏通情感所帶來的種種糾葛與傷害。

為關係破冰的說話練習！

把某一難以應付的對話紀錄下來，你會發現其中有著重複性的軌跡，請抓出幾句總是引爆衝突的爆點，在平心靜氣之時，可先預設不同的應對話語（台詞）以供事件再次點燃時引用，當下觀察再於事後進行修正。唯有改變、才可能鬆動停滯許久的困頓，為事件帶來全然不同的轉變。

第三章

◆

來自家庭的情緒
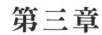

家庭是人出生之後，第一個學習開始建立人際互動的場域，從家庭關係會模塑出一個人的個性行為、價值觀、話語習慣、情感模式…等，再以此向外延伸出其他人際關係，包含感情、職場。正因為家庭關係是一切關係的重要起點，我們要透過這個章節來加以了解。

家庭不一定是避風的港灣

華人社會堪稱是家庭關係最為密切的族群，我們延續文化傳統、注重家庭關係與和諧，如此親人間的關係更加緊密，但無形當中也產生了不同形式的束縛，因為角色身分的不同，我們有著個別的責任與義務，倘若家庭關係良好，則這種責任與義務就只是一種甜蜜的負荷，但若彼此關係不佳，就可能導致壓抑或衝突。家庭功能十分廣泛，不僅支持著基本生活所需，更引領著生活常規、情感孕育、支持信賴、經濟、教育及休閒娛樂…等功能要素，故說家庭是人類精神與物質生活的重心，更是培養奠基人格發展的基石。

對於大多數的人而言，回到家就如同回到得以遮風避雨的港灣，但如果從小到大，「家」對你而言是悲傷痛苦的經歷大於歡樂，那麼「家」這麼名詞就會變成你極力想要逃避隱藏的。雖說原生家庭所帶來的傷害與傷痛將刻骨銘心的存在，但我會說原生家庭未必決定你一輩子，端看你要選擇掩埋缺憾、或者去和解看待？不少人仍盤旋在原生家庭的陰霾，即使成年離家、但家庭的互動模式卻早已內化且烙下成為細胞印記的陰霾。

一位剛成為二寶媽的學生說道：從小她就很害怕媽媽的脾氣暴躁，這種恐懼讓她無時無刻提醒著自己，深怕將情緒轉嫁給到現在的生活，但就在昨天她因過於疲累，情緒一時煩躁就吼了孩子一聲，孩子含著淚的驚恐眼神，瞬間敲醒了她。

> **她憤怒地說：**
>
> 「從小到大，我一直排斥像媽媽一樣，但原來我跟媽媽沒兩樣！」

看她極度懊惱，我抱了抱她，告訴她：「人的情緒反應原本就是從小奠基，我們會透過成長的足跡加以複製學習，然而當年歲漸長，有了能力處理日常生活所需，就不應該再以原生家庭或成長軌跡為藉口，請先善待自己並用愛鋪陳，去開拓專屬於己的人生。」有人說：「沒有傘的孩子才會在雨中奔跑」，聽來十分立志，但請適時為自己撐把傘，讓自己儘管在雨中，也能保有一方清淨得以優雅慢行。

人因為有愛，因而情感充沛，但一旦過多的情感接軌到責任，就容易變成重擔！我有一個學生四十來歲，尚未婚嫁！隨著已經結婚生子的兩個弟弟與父母同住，多口之家的熱鬧雖讓她沒有機會寂寞，但家裡的瑣碎雜事全落在她的手上，儘管家裡有著弟弟與弟媳們，但兩家孩子都還在襁褓，因此每晚下班回家，不僅晚餐大半需要她張羅，連弟弟夫妻出門交際，她還得承接下照顧孩子們的責任，她時常自嘲：「還好我沒結婚！」但言語之中又不時抱怨著對於現下的無奈。因此我請她用九宮格思考的方式，寫下目前的想法：

與家庭的九宮格

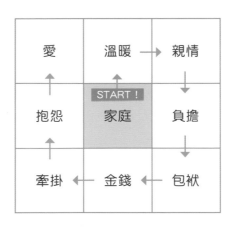

> 同學們看到她寫的想法後就問：
>
> 「不累嗎？」
>
> 她說：
>
> 「累！很累！但是不能放手！」

　　我請她協助我搬著教室的軟墊到倉庫，搬到途中我瞬間抽手，那不平衡的重量讓她也即刻放手，我問她一句：「重嗎？」數秒後她笑了開來，她明白我的意思！人呀！倘若累了或不堪負荷了，就得立馬放手！否則就只得歡喜做、甘願受，千萬不要在埋怨中過日子，徒增憂煩！

嘗試寫下你定義與家庭的九宮格

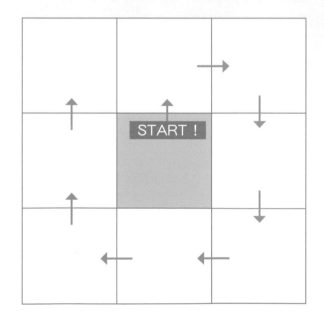

愛人的能力，可能反應出幼時的自己

家庭、是建造人際應對與關係的起點，我們從中觀察著父母的相處方式，也奠基著身為丈夫、妻子及為人父、為人母的角色，猶如在親子教育課堂中，我們常說：「沒有人天生就會做父母，得在伴隨孩子成長中，去理解學習並不斷修正，才得以成為孩子需要的稱職父母」；而夫妻相伴、經由生活磨合與理解才得以成為最適合彼此的伴侶；然而不可諱言，我們都受到了原生家庭的影響，有著從原生家庭所奠基的反應與認知，這也就是為什麼就算不認同，但在某些被激起的事件裡，我們會突然變得不認識自己，或者複製那從小極其反感的行為或成為某個人的翻版，這些行動反應與突發性的思緒正來自於從小家庭與環境的記憶，屬於自我反射的潛意識，甚至是更深層的無意識，而當這些專屬於家庭的角色一經扣上，有時真不在於對錯，而在於自身對於某角色的印象，已深深地被刻畫在腦海，就猶如一種詛咒般…。

早年在我教書的課堂裡有一對眾人稱羨的班對，他們是科裡的風雲人物，總是同進同出熱絡的參與著校內外的大小比賽及活動，兩人聰明富有朝氣，應對相處也極為有愛且深藏默契，二技畢業半年後，在眾人的祝福下兩人也水到渠成地結了婚，但在畢業隔年的同學會裡，卻聽聞他倆離婚的消息，讓師生們都極為震驚，同學會當日兩人都有到場，互動雖然少了過往的親暱，卻也看不出任何嫌隙，兩人自在地與眾人閒話家常，更毫不避諱開誠佈公地說了彼此的狀況。

原來，他們同樣來自於破碎的家庭，有著總是暴力相向的父母與缺乏照護的童年，就因如此、當初兩人相見就惺惺相惜而自然地走在了一起，兩人相伴取暖就為彌補親情的不足，而後攜手組織家庭就為了給彼此一個可以安身立命的「家」，然而在新婚後，兩人的應對逐漸

變調，那兒時熟悉的父母身影逐漸籠罩彼此，男生的暴戾之氣漸長，而女生也莫名疑心不斷製造紛爭。事過境遷後的他們提及當初，異口同聲地說著自己好像中了邪！明明是為了給彼此幸福，為了彌補雙方兒時的缺憾而結婚，哪知婚後身分角色一變，內心的恐懼卻毫無來由地擴大，無論思緒或行為竟走上了父母的相處模式，著了魔似的不受控制，那時才知道、兒時受傷驚恐的自己仍未遠去，反倒扎實地深埋，而婚姻的促成形成了導火線，他們各自複製了父母的相處模式，也毀掉了彼此因為相愛而成就的婚姻。

　　當大家還沉浸地消化著他們的故事時，男生突然提高音量笑著讓大家別為他們擔憂，他說在簽字離婚之後突然驚醒，他認真的評估確認他對於女生的愛，釐清了種種的情緒多來自於對於父親與原生家庭的投射，為此，他花了些時間把自己找回來，知道該是時候跳脫，唯有如此才得以實踐他給予女生的承諾，說著他正努力用愛把女生追回來，用愛去化解那因為原生家庭深深刻畫在心底的不安與傷痛。

父母的相處模式，亦可能反應在自己的感情觀

　　我有個任職講師是在業界極負盛名的好友，在台上光鮮亮麗自信充滿，但私下好友相聚，總煩憂無助地尋求意見與協助，只因她那愛情長跑十一年的男友近期頻頻催婚，讓她驚恐不已地以各種理由推拒，然而與她相識多年，也知道她的心魔來自於對於婚姻的疑慮，她自述父母的婚姻關係毫無交流，從小只以為父母的個性較不多言，但長大後才發現因為父親對於母親的背叛，導致他們長年冷戰，雖然父母對於她的愛與關懷不減，但每回回家總有身處冷凍冰庫的錯覺，她說她時常希望父母能夠像同學們的爸媽吵吵鬧鬧、甚至大打出手，那至少

有著溫度且牽動緊扣著一家人的關係，也不要那種視而不見，互不相干的家庭互動，他說家庭對她而言毫無生氣且充滿恐懼，因而不想將現在的種種幸福就此葬送在一只鐮刀式的婚約。

其實撇開對於婚姻的認知不同之外，兩人可以說是萬般匹配的不二人選，無論是外型學歷、生活習慣、興趣喜好、甚至是思維模式，可說皆是契合度破百，好友們也頻頻提醒她：「真愛不易，相知相惜更加難尋！」這一切她都理解，但就是害怕那兒時的冰封寒意又再一次凍結、奪取她好不容易復甦的暖意。一陣酒巡過後，眾人已稍有醉意，她說起其實自己也很期盼能開拓人生，能夠擁有幸福美滿的家庭。於是大夥兒起鬨，讓她趁著醉意撥通電話，告訴男友她的故事與深層的恐懼，看著她從情緒掀翻流淚宣洩，之後側耳傾聽並不時含笑點頭，就在桌上沉沉睡去，不一會兒男主角就出現在眼前，以帥氣的公主抱抱著她離去，不免讓眾人低聲尖叫，卻也感動著深信，他定會待她如同瑰寶。

人活著需要愛，卻是最難說出口的字

愛、虛無飄渺，看不見搆不著，卻足以讓人喪失心神廢寢忘食，或撕心裂肺痛徹心扉，這種愛十足猛烈，卻也讓人刻骨銘心！愛、是以自我為中心，來自於杏仁核與海馬迴的傳遞感受，再透過催產素的供給，去構築、宣洩，甚至牽動人體生理感官而形成。然而與人際互動及社會群體不同的是家庭的愛，不同於一般、家庭的組成來自於婚姻、關係以及血緣，不容於愛就愛、不愛就分開，家庭有著寄託與責任，家庭裡的一份子圈繞圍成一個同心圓，唯有一家人齊心呵護，家庭的互動才得以圓融，家庭的愛就能成為莫大的滋養，給予彼此支

持與包容，反之、家庭裡如果心意念不同，則家庭的同心圓就很難圓滿，結構就容易崩散。

S是機構志工服務課程負責接待的社工，在歷經數周課程互動後與我日益熟稔，某一次中場休息時，她接到了媽媽的來電，只見她一改平日活潑嘻笑，皺著眉頭敷衍回覆著：「好啦！好啦！」待掛了電話，她長長嘆了口氣說：「我好怕接到我媽的電話，我怕聽到她開口閉口就是不孝，討厭她總是拿我與哥哥姐姐們比較，因此每次只要接到我媽的電話，我就會不由自主地武裝起來，只希望能夠趕快結束對話。」

她談起自己在多口之家成長，上頭有一兄一姊，下面還有一個弟弟，成長中、有許多同學羨慕她有手足們陪伴成長，但她反倒羨慕獨生子女獨享寵愛，她的爸爸經商事業忙碌，家中事務皆由媽媽撐起，母親的辛勞他們看在眼裡，但就是無法接受媽媽日夜叨唸，不時控訴著父親的不是，埋怨著生活的疲憊，評比著孩子們的成長與表現。

> 我笑著問她：
> 「那今天媽媽電話裡說了什麼？」
> 她說：
> 「媽媽說端午節要到了，她綁了些粽子要寄給我！還說她
> 　最近有些不舒服，讓我有空回家看看她！」
> 我說：
> 「媽媽想妳了！」
> 她說：
> 「我知道呀！她總是用各種理由想拐我回家！」
> 我說：
> 「拐妳回家？拐妳回家對她有什麼好處？」

她說：

「對媽媽有什麼好處我不知道，但我一回家，她就會煮一桌我
愛吃的，一下嫌我瘦一下又說外食營養不良什麼的。」

我說：

「這是媽媽愛你的表現呀！」

她說：

「是吧！但我就是無法接受她總是唸個不停！」

我問：

「那家中其他孩子也這麼覺得嗎？」

她思考了一下說：

「沒有欸！哥哥弟弟總是對於媽媽的叨唸左耳進右耳出
的，而姊姊會回嘴制止，好像就只有我會受到影響。」

我說：

「對呀！每一個人的感覺不同結果就不一樣，就猶如
妳家中有四個孩子，但每個孩子都有不同感受與應對方式，
因此重點不在於媽媽的叨唸，而在於你如何看待與因應。」

她沉默了一會兒靦腆的笑了說：

「好像是耶！但我就不知道該怎麼樣跟媽媽說話！」

"

　　其實 S 所處的單位就是長照機構，平常應對招呼的志工們也以老人居
多，因此我告訴 S：「可以用與長輩們相處的方式來跟媽媽互動，妳跟
長輩們怎麼說話就怎麼跟媽媽說話，怎麼跟長輩們回應就怎麼跟媽媽回
應呀！」她突然茅塞頓開地說：「對耶！還沒有我搞不定的老人，每個
長輩都愛跟我聊天呢！」我說：「長輩們愛跟妳聊天，是因為他們感受
的到妳真心的關懷，還有願意傾聽相伴，這些都是長輩們需要的！也同
樣是妳母親需要的呀！因此不妨拋卻與媽媽原有的互動模式，採用同機
構長輩關懷式的語言，試著輕鬆自在地閒話家常吧！」

一個月後再見到 S，她主動告訴我她上個周末南下返家，原本還擔心自己做不到與媽媽和平互動，但突然想到我告訴她輕鬆自在地閒話家常，當緊張一卸下，居然開啟了與媽媽溝通的桃花源，原來媽媽要的就只是有人能夠聽她說說話，給予她暖心的慰問與關心罷了！她說當下她突然覺得過往的自己好像隻扎人的刺蝟，活在自己防備設限的世界，卻影響了家庭的互動和諧。

當你覺得自己不能比家人幸福時…

一位聽眾，在演講過後與我分享了她人生的侷限。長久以來她一直認為自己不值得擁有最好的。她印象中最早的一次是剛就讀幼稚園小班時，老師抱了一大堆玩具放在桌上，老師誇獎全班很乖，讓小朋友們任一挑選當作獎賞，她看上的那隻銀白鑲嵌著亮片的獨角獸就正好在她前方，她心生歡喜正抬手欲取時，後方同學突然大喊：「哇！我要那隻獨角獸！」她伸在半空的手剎時轉了個彎，拿了獨角獸旁邊的小馬，其實她真的不喜歡那隻小馬呀！到了國中，有一年班上選舉模範生，同時被提名的有三位，最後就她與另一位同學同票奪冠，其實是可以再次複選，但她卻選擇站了起來，點頭謝謝大家並退出了這場模範生競選，天知道她多麼期盼被選上，但心底就是一直敲擊著，告訴自己不可以得到最好的呀！

直至出了社會，這等見自己渺小的心態亦不見好轉，只要單位有加薪或是升遷的機會，她鐵定躲躲閃閃又或者拱手讓出，她的老闆甚至說她是所有員工中最有能力的，就不懂她為什麼總是刻意躲藏？直到近期認識了個相談甚歡的男孩，她才深刻感受到自己在躲避幸福，躲避著所有的榮耀。

演講之後的時間，沒有辦法提供更多的意見，我只能鼓勵她要勇於追求自己的幸福，並請她用「九宮格平行思考法」探究內心。直到數月之後，她特地到大學來找我，經過深度訪談後，也慢慢釐清了自己在冰山底下的身心狀態，才發現原來背後隱藏的是：「她不敢比媽媽幸福呀！」

媽媽在年輕的時候為了養育她，放棄了自己的夢想，媽媽總在她耳邊說著：「媽媽為了妳而放棄一切，所以妳要好好努力哦！」雖然，媽媽沒有給她任何的壓迫或是情感的勒索，但這句話、已貫穿在自己的腦海中，潛意識告訴自己，媽媽為了我很辛苦！因感受到媽媽言語背後的悲傷、無奈及情緒低落的一面，對她來說，媽媽是不幸福、媽媽是不快樂的，所以愛媽媽的她，不敢比媽媽幸福快樂。

> 我當下問她：
>
> 「你這樣做後，媽媽有比較幸福嗎？」
>
> 她說：
>
> 「沒有，媽媽反倒覺得我沒有走上她安排的道路。」

後來，她媽媽交了一位很愛她的男朋友，她開始懂得打扮、懂得安排自己的人生。至今這麼多年、她找不到人生的目標和方向，媽媽卻已找到自己的幸福，其實她很不願意，最後也才明白，自己原來仍沉浸在與媽媽相依為命的狀態，因此無意識地把媽媽的牽絆當作是自己推拒幸福的藉口，也或許她想藉此抓住與媽媽的連結吧！人生的路途還很漫長，該是時候放下那無名的侷限，勇於追求屬於自己的幸福。

別把幸福任人左右，唯有自己去追求，你得以操之在手。

——芳療師的療心話語

芳療建議！

【勇敢前進】

香氣配方：依蘭、維吉尼亞雪松、廣藿香

使用類型：滾珠瓶按摩油、情緒香水、香膏、水油膠

香氣屬性：依蘭的香氣四溢揮散，傳遞著善待自己的能量，**維吉尼亞雪松**、得以帶你跳脫虛幻以奠定自我價值，而**廣藿香**厚實泥土的氣息，十足紮根，卻也潺潺流動著，疏通流淌，且開拓愛人與被愛的感官知覺。

當你覺得和家人無法溝通時⋯

　　家庭研究學者Olson於1979年提出家人關係「環狀模式Circumplex model」，談到家人關係會因為「凝聚力」和「應變彈性」的不同，而有不同的樣貌，凝聚力聯繫著家人間的情感，而應變彈性代表著家中決策者的彈性，家庭的凝聚力與彈性可顯現家庭中的人際關係，並塑造孩子的人格特質。

　　早期傳統的父母教養多趨向權威性，在親子溝通上就會偏屬僵化！新生代的父母或許從小經歷了權威管教，故當自己成為父母時，就盡可能趨向民主，但尺度拿捏不易，有時反倒會讓孩子為所欲為，而失去了讓孩子真正學會負責與自立的機會。父母愛孩子是天性，但這愛的天性通常也夾帶著過度保護及過於恐慌！華人父母通常不願意讓孩子哭，但允許孩子哭出來，對孩子而言反倒才是種學習與成長，我們很擔心孩子跟我們踏上同樣錯誤的路途，但是當孩子逐漸成長，父母真要退至兩旁，就算給予建議，也要讓孩子有能力為自己做主，讓孩子懂得把握及選擇自己的人生旅途。

　　我們沒有辦法陪伴孩子一輩子，能給予孩子的不是財產也不是鋪陳好的人生路途，唯有「歸屬感」與「愛」能陪伴孩子長長久久，歸屬感得用身教培養，輕鬆、尊重與良好暢通的溝通橋樑，得以讓孩子清楚自己的地位與價值；而愛不只展現親子間的互動關懷，更呼應在人際及社會互助，讓孩子奠定道德與規範。未來無論孩子飛得多高多遠，歷經人生百態，他們會帶著我們所給予的支持、堅強穩健地往前邁步。

　　小立是校方轉介的國二學生，家庭成員有爸爸、媽媽及一位剛考上國立頂尖大學的哥哥，初次見到他時，彷彿看到一個全身帶刺且張牙

舞爪的困獸，他的防範不僅來自於肢體，更來自於僵化的表情且警戒不安的眼神。他緊握拳頭、聳肩凝視的站在門口，我對他笑了笑，揮手邀他入內坐在我對角的沙發上。

"

他停滯了一會兒問道：

「老師、我們今天要談什麼？」

我說：

「看你想要談什麼，我們就談什麼呀？」

他有些錯愕地說：

「我不知道要說什麼？」

我說：

「說什麼都好，你說我聽！」

他緩緩地說：

「都沒有人在意我說什麼？所以我真的不知道我要怎麼說！」

我問：

「在家裡呢？誰會陪你談天？」

他說：

「媽媽吧！家裡只有媽媽會關心我有沒有吃飽穿暖，但每次只要爸爸聽到，就會說媽媽慈母多敗兒，說我就是被媽媽寵的，才會這麼不知長進。」

我說：

「那你聽了有什麼感覺？」

他說：

「我很不喜歡爸爸這樣說，又不是媽媽害的！」

我順著他的話問：

「你真的覺得你不長進嗎？」

他說：

「也沒有！我只是達不到爸爸的要求罷了！」

我問：

「小立覺得自己是什麼樣的人？」

他思考了一下說：

「媽媽說、我是一個善良又細心的人。」

我問：

「那你自己覺得呢？」

他靦腆的笑了笑：

「應該是吧！」

"

看見他嘴角的笑意與瞬間清澈的眼睛，我不禁覺得，這才應該是這孩子該有的表情呀！接著他說他很會攝影，並與我分享他手機內的作品。這孩子真是有他獨到的天份，照片拍攝得極具生命力，那取景角度與光線拿捏都已十分成熟，我告訴他我被他的作品震攝到了！我可以從畫面中看到某些情節正持續上演著！他突然激動地說：「我爸爸也是這麼說的耶！」突然眼神一黯說：「但是他沒收我的單眼相機，不准我拍照！」原來小立的爸爸是一位攝影師，因此小立從小耳濡目染的跟著爸爸上山下海拍照，也期望長大後跟爸爸一樣，當一位頂尖攝影師。小學畢業那年，爸爸在生日當天送了他一台單眼相機，那是他印象中最最高興的生日，他整個暑假花了大半時間窩在社區中庭，就為了捕捉蝴蝶飛舞，或風吹撫動花瓣的畫面。

然而，國中開學沒多久，當爸爸發現他的功課與當年的哥哥有天壤之別時，就開始控管他使用單眼相機的時間，爾後又幫他預訂一系列課後補習課程，但課程安排實在超出了小立的負荷，他曾嘗試跟爸爸反應，但都被當成是偷懶的藉口，甚至有一次一整夜腹瀉不止，爸爸還是催促著全身無力的他上學，結果到學校沒能忍住，讓他至今一直是同學閒暇時的笑柄。他沒有辦法原諒爸爸，更無法認同那一直沒

能達到父親期望的自己！因此他開始逃學，利用上學時間找些公園遊蕩，連補習班也索性不再前往，就這樣，等學校通知到爸爸，已經是兩個星期後的事了！爸爸非常震驚，當他一回到家立馬就打了他一個巴掌，他說當下他很害怕，眼淚雖然沒有掉下來，但心卻好痛好痛！耳朵只傳來爸爸的怒罵、媽媽的勸說與哥哥的風涼話語！小立說著說著，身體不自主的顫抖了起來，我拍拍他的背，沏了杯洋甘菊薄荷茶，讓他喝了幾口後，情緒才稍微緩和。

> 突然他小聲地說了一句：
>
> 「老師，謝謝你。」
>
> 我說：
>
> 「為什麼謝謝我？」
>
> 他說：
>
> 「謝謝妳，能夠聽我好好說話。」

　　在我所參與的兒童情緒團體課程中，「希望大人能夠好好聽我說話！」是孩子們票選的No.1，現代人儘管生活條件普遍良好，但在於親子間的溝通橋樑，好似又遠遠不及五、六十年代。每個家庭親子的溝通都有著特定模式，而該用什麼樣的方式，就得靠父母的EQ去引導，趁著孩子還在身邊，你給他什麼樣的養分，他就能結出怎樣的果實。

" 被信任的孩子，未來才有信任自己的勇氣。 "
——芳療師的療心話語

芳療建議！

【信任】

香氣配方：沉香、檀香、乳香、沒藥、桂花

使用類型：香丸

香氣屬性：家庭的情感需用用手雕琢、用心感受。因此我帶著孩子
　　　　　　從品香著手，從眾多植物粉末中，他挑出了讓他感覺較
　　　　　　為沉穩心安的**沉香**與**檀香**，對他而言這是佛堂的味道，
　　　　　　挑出了**乳香**及**沒藥**，徐徐的樹脂馨香帶著木質的沉穩力
　　　　　　量，末了再撒上些許乾燥的**桂花**，讓甜甜的香氣得以將
　　　　　　幸福與喜悅內藏。

　　揉塑香丸的過程中，小立有了領悟，他說：「老師，製作香丸看
起來沒什麼，都其實並不簡單，粉末的選擇與多寡會調製出不同的氣
味與黏性，就會影響揉捏塑丸的手感與長相。」我說：「是呀！雖然
粉末的選擇足以左右香丸的調製，但在捏塑的時候也可以透過手感控
制，去塑形去調整呀！」小立說：「嗯！捏大力了，香丸會變凹變
形！所以要輕輕地去感覺，慢慢雕琢塑造，才會圓融呀！」

當你覺得為了家人而失去自己時…

　　兒時的我們仰賴著家庭的呵護，也依循著家庭規範長大。然而家家有本難念的經，每個家庭的人口、條件與狀況都不一樣。有些大孩子被迫提早負擔家庭的重擔，如同我的一位剛滿十八歲的學生，她從十五歲國中畢業即開始支撐家裡的經濟，當時年紀太小無法打工，但鄰居開早餐店的阿姨熟知她家中的狀況，因此讓她在早上上課前負責開門及基本清潔協助，當她講起這段過往，講的不是如何辛苦，而是感謝鄰居阿姨給她這個機會，讓她除了清寒補助外，還能讓媽媽及妹妹至少每餐都能夠吃飽！家人的牽絆對她而言，是種溫暖、相依為命的歸屬感！

　　然而，還有一種牽絆不是來自於金錢或生活負荷，而是血濃於水的親情牽絆，隨著我們一天天成長，家中長輩也一天天老去，當你有了自己的家庭，也養育了自己的孩子，人生好似增添了更多的責任，我們常常需要犧牲許多自己的時間、生活或是工作，才能完成這美好的任務。但我們一樣可以利用瑣碎的時間，安排規劃、朝自己的夢想去實踐，當然也別忘了留個五或十五分鐘，給自己一些小確幸呀！因此，不要把家庭牽絆當成自己無法圓夢，甚至是不知喜樂的藉口，只要你不放棄，一定可以走你想要的路、過你想要的人生，只是時間長短罷了！

　　現代婦女已然不只是蠟燭兩頭燒，內外夾攻燃燒殆盡的也大有人在。如同我一位年近半百的學生，她是獨立接案的講師，除了要照顧自己的家庭，還要肩負照護年邁失智的母親，她的時間規劃是在白天的時候把媽媽送到日間照護中心，自己下班後再把媽媽接回家，讓老人家跟孩子可以一同享受親子時光。但有時在季節交替，媽媽的精神狀況變得比較

不好的時候，她就會找看護協助幫忙。而在例假日時，她會請先生陪伴孩子，她就帶著媽媽去遊山玩水，就像參加兩天一夜的油桐花之旅，帶著媽媽重遊童年時光，領著她嗅聞花香、教導她品嚐食物的滋味、陪伴她開懷大笑，就像小時候媽媽養育她一般，帶著媽媽重新認識這個世界，讓這看似束縛的處境中、重新燃起並找到生命的契機。

每個人就算心願再大，也只有一雙手、一個肩膀，在有限的二十四小時裡，可以做多少事就必須懂得拿捏，凡事盡力就好，然倘若超出自己能負荷的，就得適時尋找協助支援，否則若死命硬撐，則照顧者與被照顧者恐怕都無法快樂。

在苦的逆境中感受到甜的滋味，勢必更加甜蜜。人生路途或許遭遇相似，但有人埋頭直走、眼中只有盡頭，而有人在跨步前進的路途中，依然欣賞著晨起夕落、享受那微風輕撫、撥撩著路旁盛開的花朵；總之，人生路途正持續延續著，要笑著過或哭著過，全憑你個人抉擇。

" *每天給自己一刻鐘的時光，倘伴在溫暖舒適的馨香。* "
——*芳療師的療心話語*

芳療建議！

【歸屬心安】

香氣配方：山雞椒、絲柏、纈草

使用類型：滾珠瓶按摩油、沐浴錠／足浴錠、香膏、水油膠、舒眠噴霧

香氣屬性：山雞椒是台灣的原生物種「馬告」，有著山林的曠野並夾帶著檸檬氣息，氣味清新散播著沐浴在陽光下的喜悅；**絲柏**帶來重生與疏通的奇蹟；**纈草**富含著大地滋養，其藥草強烈氣味，用以摒除一切雜念與妄想，孕育著生生不息的能量。

別讓「原生家庭」成了你苦待自己的框架

　　用心智圖的概念來說，人生的每一個選擇，都是一個起點，朝向四方、可以任意展開多樣的枝幹與脈絡，每個叉路都可以帶領著我們走向不同的旅途。人生該勇於嘗試、就算遇上不通的道路也不見得需要回頭，輕鬆自在轉個彎、就又是一條起步！而沿路走來的足跡都是凝聚著成長酸甜的歷程，該卸下的包袱就該放手，否則你該如何去摘採沿路的果實，去擁抱前方的幸福！

　　我們有許多的侷限與信念奠基是來自於原生家庭，但不可諱言，除非是這家庭的功用全然崩壞，或者權威、暴力相向，否則接受不接受，全然在你不是嗎？猶如一個家庭有相同的生活形態與一致性的教養模式，但其子女之個性卻截然不同；因此可以這麼說，人的出生帶著不同的氣質與天性，這些特質會在成長過程中對於所碰到的相同事件有著不同解讀，而不同解讀就會產生不同信念，接著造就出不同性格。

　　家庭真會塑造孩子的樣貌，但是如果你現在已經成熟、長大了，就該承接起照顧自己的責任，如果身體受傷了、就該細心調理呵護，心若痛著、就該用愛去灌溉修補，甚至可以去擁抱那躲在角落裡哭泣的內在小孩。現在的你可以無比強大，只要讓心柔軟並且充滿支持與愛，就有足夠的力量去填補所有生命中的缺憾，用雙手去捏塑、去實踐開拓你想要的生活。

家庭空間的氣味療法：擴香球瓶

每個空間皆有不同的氣息，不僅來自於空間內的擺設或妝點鋪陳，更堆砌著這空間場域裡生活的喜怒哀樂，造就空間裡五味雜陳，也塑造出不同家庭的獨有氛圍。然而香氣的改變，亦足以調整空間的氣場，傳遞不同的情緒波動，營造和樂家居。

" **用香氣雕琢打造友愛和諧舒適家居。** "

——芳療師的療心話語

> 空間裡的芳療建議！
>
> 【淨味消臭】
>
> **香氣配方：**甜橙、乳香、岩蘭草
>
> **使用類型：**擴香木球、空間噴霧
>
> **植物屬性：**全家人齊聚的時光多在傍晚時刻，此時不妨來點甜，讓**甜橙**氣息帶來暖心愉悅，夾雜著**乳香**的樹脂香氣用以柔軟每個人的心房，**岩蘭草**的紮根信息，得以穩定收攏各種在外奔波繁雜的疲憊，全家人可以在家感受身心放鬆且愉悅，讓家成為最為舒適的休憩港灣。

第四章

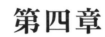

來自職場的情緒
Emotion & Aromatherapy

在現代社會裡，我們在職場裡的時間通常比在家還多上許多，要和來自四面八方、不同個性的人相處共事，難免會有想法上的差異，而產生出大大小小的情緒問題。在職場上與同事、主管、客戶的應對方式，其實反應出你來自什麼樣的家庭、接受什麼樣的教育方式，透過這個章節，讓我們來深入探討。

職場應對能反應你來自什麼樣的家庭

雖說家庭運作就像一個小型社會，但當你離開校園，正式進入職場，才會發現現代M型社會下的職場環境極具競爭力，一直以來代表的中產階級正往下沉淪，中階人力正加速被取代，職場生態逐漸趨向兩極，倘若不能以專業知識求生，就只得仰賴勞力生存。且職場不若家庭，職場講求人際互動與交流，無論你的先天習性或家中有何慣性，一經進入職場、勢必就要歷經一番淬鍊，共融共振、才得以磨出一套適合環境與彼此的方式，而人際互動極需技巧，正好也展現來自於成長背景與歷經家庭磨練的樣貌。

工作信念之於職場極具重要，因為不同認知、就會牽動不同情緒，猶如四、五十年代對於職場的責任義務皆屬自律性，人們普遍都有「拿了錢、就要把職務做好」的態度，當時的人普遍刻苦耐勞，多著重自己在公司能有多少貢獻，因為生活需求、工作較為戰戰兢兢，競爭性變相強烈，就擔心被辭退而丟了飯碗。然而現在職場形態大有變動，除注重個人專業、更講求團隊與人際，一句：「一個人走得快，一群人走得遠」的職場團隊精神，讓所有成員謹守個人的位置，而每個位置相互支援，以形成一股強大的互助力量，如此每一個人就能發揮所長且達到資源共享。在這種理想運作的職場生態下，就代表員工多少需要放下自我，以配合團隊需要，然而倘若個人底線未能設置，就可能導致某些不平或不愉快產生。尤其在職場，大家來自不同的家庭與不同的生長型態，個人的定位讓底限有所依循，也較有助於職場互動與拿捏。

美國社會學家高厄文‧高夫曼（Erving Goffman）提出「戲劇理論」來詮釋個人與社會人際互動的關係。人際交流之行為和外表往往

維持著社會秩序與群體互動的準則，因此在不同場合，我們會透過印象整飾（Impression management）方法來雕塑我們給予別人的印象，用以維持自己在於團體社會裡的理想化形象，之中蘊含了一定程度的掩飾，例如：

★ 自卑的人以批評包裝來穩固自我的價值。
★ 內心恐懼的人囂張跋扈地展現以撫平心底不安。
★ 尋求他人讚賞的人以乖巧和群的姿態呈現。
★ 自我保護的人以公正不阿來奠定且張揚自己的信念。

久而久之，天性的樣貌或許逐漸被塑造出的理想化形象所替代，而這種種外顯形象還會隨著不同的團體時空而改變，就如同我一個朋友說道：「當工作久了，身份角色多了，就越覺得自己多重人格性格更為彰顯。」性格或應對的表現不僅止於個人包裝，需經由互動才會啟動回應，而不同回應來自於經驗、期盼或自我保護。

其實，就一個身心成熟度足夠的人而言，無論在家、在職場，抑或不同空間團體，所展現的行為與態度應該都是一致的，然而許多人發現並非如此，為了穩固團體形象，但未能釐清自我價值與底線，而造成職場人際的困難點。

猶如一對感情極好的大學同學，兩人同時應徵上一家極具發展性的貿易公司，A十分欣喜獲得這夢中祈求的機會，因此努力學習，期盼能透過表現獲得讚賞，而W沿襲了大學時期的習性，她善於交際，也慣於將工作推給A，讓A代為掩飾並完成上司交代，待半年後人事調動，看到W獲得升遷，讓A頓時爆炸，抱怨著長官瞎眼並控訴著同學的不義。端看公司的規模與視角，無論是準時下班亦或深夜留守，最後

遞交上呈的才是人事評鑑的成績，故只能說是W有能力，讓A為她完成一份份報告與企劃，而A就算再不願意，卻也一次次在W的拜託之下，極盡心力的給予支援。

其實，早在初入公司，頭一兩次在W尋求協助之際，深覺不妥的A若能適時婉拒，那麼後續應該就會有不同發展。公事公辦看似清晰簡單，但在注重人際感情的華人社會，真有了些許的困難，因此只能說：人該釐清自我信念且該設下自己的底線，就算他人踩踏了你的底線，也必須要在你清楚並且允許的狀況下發生，否則如若覺得委屈或者不願，就該據理力爭，誠實的面對展現，千萬不要錯過了時機再來批評抱怨，如此只會讓自己栽入一個個無盡的深淵哪！

後來，雖然W欣喜獲得升遷，卻因實力不佳而於不久之後被迫轉調，而A因深感職場無眼而意志消沉，我只得請她以「九宮格平行思考法」探尋，思考職場（工作）對她而言意義何在，經過這簡單的文字填寫，她找回了工作的初心，間接提振了生命的意義與價值！

與職場的九宮格

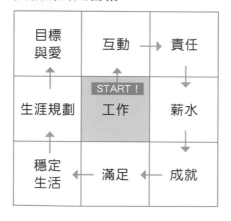

嘗試寫下你定義與職場的九宮格

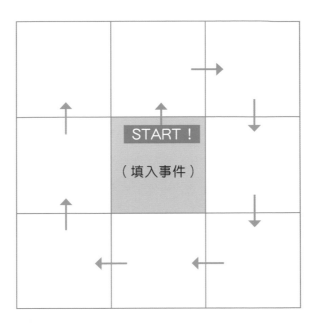

當你覺得在職場被無理對待⋯

在一場員工內訓的場子裡，我遇見了在公司裡擔任秘書的F，那一天讓我印象極其深刻，只因一個小小失誤，老闆當著我與所有員工的面前，狠狠貶低的罵了她，只見她微笑著頻頻道歉，也即刻補救解除了危機，我用餘光看到她轉進了樓梯間。

課程不久結束，我收拾了東西進入樓梯間，不見人影原以為她已離去，卻有一細小聲音從上樓一階的轉彎處響起，我稍碰撞出聲響再朝她走去，她正匆忙地擦拭著淚水，原本細緻的妝容也已抹卸殆盡，我輕聲問她還好嗎？並把從會議室拿到的瓶裝水遞給了她，她有些靦腆的說了聲謝謝，接過了水並喝了起來，我陪伴她坐在階梯上一會兒，她突然深吸了一口氣，好似為自己打氣的說：「好了！我沒事了！」那模樣，我在許多遭受挫折的年輕人身上時常見到，帶著不認輸、不退縮，讓自己奮力向前的勇敢。

她約我共度午餐、我也欣然應允，午餐在舒適明亮的簡餐店內度過，期間她恢復了祕書原有的專業與自信與我侃侃而談，並說到了約我共進午餐的原因，只因她想問我，到底要怎樣做才能讓臉上一直掛著微笑，又該如何才能掩蓋受挫或悲傷的情緒表情？她說起她在這公司已經三年了，公司的薪資福利、環境生態與同事互動皆十分良好，唯一美中不足的就是老闆的脾氣過於暴躁，時常動不動就發飆，而她身為老闆的貼身秘書，當然就首當其衝的成了炮灰，每星期她會有兩三次的頻率躲著哭泣，所以每次被飆過後消失個半小時、一個小時的，同事們好似也習以為常，甚至有同事會在她整裝返回座位時遞上一杯咖啡為她打氣，朋友們時常為她抱屈甚至建議她另謀高就，但她總是事過境遷，哭過了、就好似一切都已煙消雲散。

“ 我從她的眼神看到一絲閃爍，我問她：

「心，痛嗎？」

她喝了一口水告訴我：

「不敢說痛！」

我說：

「這經歷對妳而言是受傷的，妳有沒有想過要去改變，或者讓自己脫離這個讓你感到受傷的場域呢？」

她說：

「有跟老闆反應，但老闆以自己脾氣難以控制為由，要我多擔待」 ”

我讓她把老闆放置在中心的九宮格完成後，她突然震驚了，原來她一直以來壓抑著恐懼去接受著老闆的脾氣，是因為她在老闆的身上看見了早年過世的父親的影子，因此就算被罵得體無完膚，她卻仍然甘之如飴的留下來，只因為感覺到所需的心安。

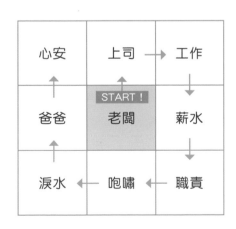

人的信念源由絕對比你知道的還扎根，有的時候遇到了當下無法釐清的情緒，最好暫時跳脫，先讓自己從漩渦中剝離，待心境撫平時再來好好思考、細細摸索，這是我現在的情緒嗎？我與他的關係是不是對於誰的影射？我是否曾經有過相似的經驗？試著找找潛意識或已然遺忘的因素，讓自己得以透過自我探索，去理解並修護曾經埋下的傷口。

" 適時跳脫、更顯清晰。 "

──芳療師的療心話語

芳療建議！

【清澈、透析】

香氣配方： 綠薄荷、迷迭香、檸檬

使用類型： 熱蒸吸嗅、鼻吸氣

植物屬性： 當身陷迷障，無法看清整體樣貌，唯有跨開距離，所見才得以越見清明，清晰、提振、愉悅是**綠薄荷**、**迷迭香**及**檸檬**香氣的推動助力，可以單一選擇或者複選調和，讓香氣透過鼻腔嗅球進入邊緣系統，整頓心情、行為、學習記憶，帶你適時跳脫混沌的漩渦，協助思緒日益清澈、透析。

當你覺得工作總有滿滿委屈…

在一次人際互動職場紓壓的課程裡，學員以她一位女同事為例，提出來詢問大家的看法，這位女同事學經歷優異，在公司內行事積極，業績永遠遙遙站在頂尖，但就有個缺點，是她行事作風稍微任性，屢屢不遵守公司的規定，頻頻挑戰老闆的底線，所以老闆並不是很喜歡她。而她也十分清楚，知道老闆對她有意見，卻又不願微調修正，導致辦公室內不時擦出火花。每當衝突發生的夜晚，她就會找數位要好的同事共聚晚餐，席間大肆抱怨、批評老闆的執著，再弔念遇不上伯樂的辛酸與委屈，同事們觀看著這相同的戲碼不時上演，有人為她叫屈、也有人要她認清角色好好收斂，而這一場場勸戒、安撫、意見紛飛的餐聚延宕了一整年，原本真誠提供意見的同事們紛紛以瑣碎為由避免同行，因為深覺這位女同事百勸不改，反倒讓苦勸她的眾人備感疲憊不堪。爾後女同事就開始把目標轉至其他部門、甚至邀約剛入公司的小妹，據說餐會內容依舊是委屈訴苦與循環式的怨念。我常說：「只願雪中送炭、勿需錦上添花」，當你極盡心力提供看法，卻不見對方參考採納，這時就該柔軟以對、適時放下，因為朋友的抱怨、或許就只想要找人傾聽，而非需要任何掏心的意見哪！

每個行業都有些許潛規則與辛酸苦樂，而對於上班族而言，抱怨公司老闆、主管或是同事，一直都是茶餘飯後自我調劑紓壓的方式，但我們往往會發現，最會抱怨的同事，往往都不會是主力發起抗爭，或者主動遞出辭呈的人，而抱怨的人也不代表他們會想做什麼改變，有時滿嘴抱怨卻在應對上百般屈服，那麼抱怨的意義何在？或許是為人生片段的無奈大吐苦水，也可能是希望獲得別人的關心，也就是現在的流行用語「討拍」，在這時候給與任何意見，其實應當也起不了任何作用。然而抱怨也可以十足灑脫，就像我有個朋友，她會告訴我：

「借我吐吐口水，妳不用給我任何意見，只要陪著我，讓我知道我不孤單！」

　　然而身為老闆也有老闆的難處，重視業績的老闆，通常只看成績表現，因此面對下屬的挑釁，包容性較大；然而倘若是一位關愛自己的老闆，無論員工業績如何優異，理當都無法接受對自己不夠尊重的員工吧！其實無論你在職場是屬於食物鏈的哪一階段，每一個人都要先能愛自己，懂得愛自己了，才能宜柔宜剛，做到保護自己，不自傷也不傷人。

" 柔軟、是化解強硬與抗爭最好的良方。 "
——芳療師的療心話語

芳療建議！

【柔軟以對】

香氣配方：乳香、香桃木、冷杉

使用類型：鼻吸器、熱蒸吸嗅、滾珠瓶按摩油

植物屬性：柔以克剛、是千古不變的定律，然而柔軟的先決條件勢必要有強大的心念，善用香氣得以展現無窮。揮灑**乳香**的香氣用以護持，讓心念凝聚且安穩沉靜；**香桃木**的氣息用以看見生命的虹彩平鋪眼前，帶你迅速脫離過往的不安與傷痛；**冷杉**施展著遼闊的包覆力量，得以挑高駐足、強大護守。

當你遇到理不清的同事關係…

　　有一對很要好的同事，A的能力很強，時常會明裡暗來的幫助能力較差的B，例如：時常把剛到手的顧客轉介給B，儘管被轉介的顧客常因為B的能力不足，而再自行返回找A；而私下兩人相處，任何開銷大多由A買單，A認為自己收入較佳，故不以為意！然而久而久之，B也視為理所當然。直到發現B已許久不再開發新客，就單等A提供客源，且客戶頻頻回頭抱怨連連時，A才驚覺他不能再以這種方式協助B，該要讓B學會成長，才足以提升職場開源應對的能力，然而這個提議，B全然無法理解A態度的轉變為何，反倒覺得A不講義氣，兩人因此鬧翻，之後就再也不相往來了。

　　這其實是工作職場上，同事間很常發生的故事，儘管「一個願打、一個願挨」，但倘站在A的角度來說，就算沒有任何回饋，持續不斷付出他也欣然接受，畢竟是自己擁有、且足以與好朋友分享；而針對B的處境來說，不斷接受別人的好處，而沒有自主能力，容易逐漸失去自我，以為所有人就應該這樣對待他，的確會混淆自我的價值。兩人在互動的關係中應該試著找到「破口」，讓雙方都有改變的機會，A應當適時帶領、讓B有機會去開發自己的客源，也拓展建立自己的能力，如此就不會讓雙方呈現著不對等的關係。而B也要審視自身的狀況，極力補強不足的專業技能，虛心求教、以為自己的職涯墊付全然的責任，否則身陷迷霧之中，卻不見自身不足，對於未來或生涯都將是種顯性的傷害。

　　" 釐清現況，是優化人際最好的推動力量！ "

　　　　　　　　　　　　　　　　　　——芳療師的療心話語

芳療建議！

【突破迷障】

香氣配方：桂花、玫瑰草、丁香

使用類型：香膏、滾珠瓶按摩油

植物屬性：人總因置身其中而難以釐清現況，**桂花**的香氣濃郁遼闊，
讓心神安頓歇下，得以用心感受釐清生命的現況；**玫瑰
草**的氣息獨特優美，用以喚醒反覆迷失的自我；**丁香**的
強烈，足以奠定信念，領你邁步穩健向前。

當你遇到情緒化的同事或主管⋯

在工作場合中，我們很常遇到所謂「情緒化」的人，可能沒說上幾句，就開始爆跳如雷或是歇斯底里。就情緒層面，如果可以好好說話，誰不願意好好應對！情緒化的人的背後一定有撩撥情緒的「原因」，他可能身體有所狀況，抑或正有麻煩事務纏身，更或許跟他過往成長環境、過程的烙印有關，他們應當有著自身的侷限或是圈牢而無法脫身；倘若碰到這種情緒化的人，我的建議就是「明哲保身」，不要想著要去改變對方，該在保護自己的前提下，先退至一旁，千萬避免正面相衝，因為一個沒有辦法控制自我的人，最是容易萬念俱灰、玉石俱焚，這時候任誰靠近、都有可能如同飛蛾撲火而慘輪為炮灰。在還能溝通的狀況之下，你可以嘗試以下列方式應對：

一、用行動、言語去轉移對方的情緒：像是「昨天睡得好嗎？」、「想要喝杯茶嗎？」，也把自己從對方的情緒抽離出來，當抽離了就容易去化解。越是無所謂，對方越無法動搖你。

二、正面對決：引導對方的情緒，「你現在有情緒，先緩和休息，等你情緒平穩了，我們再來討論。」、「你音頻太高，速度太快，你可以好好說，我們一起把事情解決。」，你自己只要夠穩定強大，就有足夠力量去掌控現場。

如果對方的情緒，已經產生攻擊，而自己的情緒已經感到受傷，就該勇敢制止！制止是一種「手段」，而不是發洩，要讓對方知道，他的脫序已讓別人受傷，提醒他、讓他能夠適可而止。

" *情緒化傷人又傷己，是職場互動的大忌。* "

——*芳療師的療心話語*

芳療建議！

【排解衝突、穩定心緒】

對　　象：情緒化本人

香氣配方：檀香、黑雲杉、土木香

使用類型：空間噴霧、香膏、滾珠瓶按摩油

植物屬性：適時轉圜是化解衝突最即刻的方式，不妨藉**檀香**智慧，暫先沉澱靜觀其變，再隨演變伺機而動；**黑雲杉**空靈氣息，得以遼闊心胸，讓牽制的情況獲得轉圜；而**土木香**富含大地土壤馥郁氣息，得以放慢步伐撫心滋養生生不息。

對　　象：週遭被波及的人

香氣配方：檸檬馬鞭草、茶樹、沈香醇百里香

使用類型：空間噴霧、香膏、滾珠瓶按摩油

植物屬性：空間氛圍複雜且微妙，伴隨著場域裡的情緒張揚，身處波瀾唯有穩定固守方可自保，**檸檬馬鞭草**的清新草葉香味富有強大的穩健氣息，佐以**茶樹**醒腦歡愉香氣，讓受驚嚇的心靈得以休憩安適；**沈香醇百里香**的藥理草本氣息，振奮鼓舞，也帶來消弭緊瑟衝擊的勇氣。

辦公室空間的氣味療法：擴香球瓶

在日本，有些企業為了讓員工可以準時上下班，提高工作效率、他們會著重於辦公室空間的氣味，例如：施以香氛在早晨散佈歡樂激勵的氣息，讓辦公室同仁心愉悅、腦力激活，來促進上班的效率增進；而過了午休時段，空間內部就會開始轉成較為「強烈」的氣味，例如：丁香（那牙醫專屬的療癒氣息，相信聞過的人印象都極為深刻！），而以這類香氣鋪陳，能夠有助於加速午後的工作效能，因為大家為了擺脫這樣激勵的氣味，員工們多會提高專注力，以期如時的完成工作。因此、在工作場域中，善用香氣妝點，透過氣味調節，得以讓情緒產生共振，用以營造舒適、有效率的工作空間。

" 疲憊之餘、不妨讓丁香氣味四溢，點燃生機。 "

——芳療師的療心話語

> **芳療建議！**
>
> 【淨味消臭】
>
> 香氣配方：乾燥丁香
>
> 使用類型：丁香球
>
> 植物屬性：**丁香**是東方自古以來即廣為使用的藥用植材。其性溫味辛，極具殺菌激勵、消炎止痛特性，氣味微甜略帶刺鼻藥草氣息，非常適合在疲憊紛擾的午後嗅吸，用以振奮精神、提振工作效率。

第五章

◆

來自另一半的情緒
Emotion & Aromatherapy

愛情是既美麗又殘酷的，在所有的人際關係之中，應該
是最多人苦修、過不了的一門功課。愛情的甜美讓人心
生嚮往，愛情的愉悅讓人甘心共度一生，但有時愛情的
迷幻卻讓人看不清自己與對方，愛情的苦韻則讓有的人
不敢再嘗…無論你是哪一種，我們都能藉著談戀愛的對
象，反觀自己情感上的所需所求，探索那可能從沒發現
過「另一半的自己」。

用「情緒芳療卡」洞悉自己的情緒與關係

　　愛，是什麼？有人輕佻無心、把愛情當作遊戲，有的人卻受盡委屈、愛得很是徹底。就生物學觀點而言，愛是一種化學反應，取決於人們對於生理費洛蒙的魅力或情緒索求的多樣性，愛、將因為不同的生命歷程，隨著時間流轉而有所改變。年輕時，「愛不愛」很重要，只要認為我愛你，就可以理所當然、義無反顧地堅持下去，這種愛是悲壯的！再稍成長、開始懂得為自己發聲，講求回饋互動而堅持著「我愛你，你也應該要愛我」，這種愛、蘊含著部分遷就與強迫，總得搞得兩敗俱傷，再看著心被撕裂，而愛情仍舊莫名遠去。總得到年歲漸長，越過大悲大喜大怒的瘋癲痴狂後，才會稍適明瞭、其實自己要的很簡單，只要有人能懂能疼，能夠尊重而且真誠相伴。

　　然而深陷愛情、有時真難以自拔，身邊的學生、朋友們曾在動情或心傷之際，尋求求神卜卦或算命，希望能透過神蹟、點燃愛情裡的光明，但往往獲得了建議卻不知其中真諦而難以實踐。其實愛情需要天助更需自助，一切演進就需要操之在己，唯有透過自身覺察及理性的評判思緒，才得以在愛情的漩渦裡撫平浪濤。然而人事經歷與環境衝擊，往往擾亂且牽動我們的辨別，此時不妨回歸自然本質，除了以植物馨香穩定平衡紛亂的神經外，更可以採用情緒芳療牌卡，單憑直覺取牌辨識，依所取芳療牌卡之特性，就植物能量來提升自身省思，透過牌卡上療癒小語解說，您可就文字咀嚼探索，用以覺察人生道路上的曲折，洞悉每一個十字路口的課題。

　　「情緒芳療卡」講究的是情緒釐清與自我探索，透過當下身心現況，內在的自救本能會依情緒所需，透過直覺去拿取相對應的牌卡，再透過牌卡上的植物特性及表徵，加以分析且聆聽內在真實的聲音。

你可以就單一問題抽出一張牌卡代表問題現況，再抽出第二張尋求破解與建議；或依照時間軌跡探索抽出代表「過去」、「現在」與「未來建議」的三張牌卡，抑或可以菱形比對抽出在關係中代表「自己」、代表「對方」、代表「雙方關係」、及代表「建議」等四張牌卡。牌陣擺法分別如下：

單一問題牌陣

問題現況	破解建議
1	2

時間軌跡牌陣

過去	現在	未來
1	2	3

雙方關係

3

自己

1

對方

2

建議

4

如果你在愛情中找不到自己…

　　美國在2017年開播的電視影集－漫才梅索太太「The Marvelous Mrs. Maisel」以1950年代民風仍舊保守的美國為背景，演藝了一位依附丈夫生存的女性，在歷經婚變後蛻變成一位有主見且站上舞台的獨角喜劇演員，相關影評說到：「一個女人最美的時候，是成為她喜歡的自己！」唯有勇於追尋，才能經由對自己的認可，而寬心去展現那最為真實且自在的模樣。

　　他倆同時受到好友的邀約擔任婚禮的伴郎與伴娘，她記得初次見面時他正試穿著一套白色伴郎套裝，那樣貌猶如兒時夢想的白馬王子模樣，隨著婚禮的籌備緊鑼密鼓，他倆見面次數增加就也日益熟稔，隨著一次玩笑性的問話，他說：「妳要是沒有男朋友，那就當我的女朋友吧！」她喜悅應允，以為從此就可以與王子過上幸福美滿的生活，殊不知那才正是遺失自我的開始。

　　因為愛他所以接受他所有的意見，努力成為他喜歡的那種女孩，她開始蓄起長髮，因為他愛看長髮迎風飄逸，她報名學習烹飪只為他說要抓住男人的心就要先抓住男人的胃，她盡量減少同事朋友的邀約，只因他說這才是好女孩的表現，他決定了約會地點，主導著餐食點選，幫她挑選了服飾配件，更主觀設定了他倆該見面的頻率與時間。時序過了春夏秋冬，在某一天清晨她突然驚醒，猛烈轉身望著連身鏡中的自己，一陣迷茫困惑從腦海翻騰而出，因為她居然看不到原本的自己，這一年來到底怎麼了？如果愛確切存在、她應該會覺得幸福滿懷，但如果幸福存在、她不該恐懼著待會兒見面的到來，如果他真是她今生的真命天子，又怎麼會感受不到他對她的愛，這突發的疑問讓她頓時驚恐不已，她翻找著抽屜，找到我給她的「情緒芳療卡」，她

隨手翻出三張代表著自己的過去、現在與未來，她衝促來電讓我為她解牌，藉由短暫的說明，她說她必須中止，更該好好地把自己給找回來，因為如此才能真正輕鬆愉悅的享受愛。

　　她抽到代表「過去」的是快樂鼠尾草。快樂鼠尾草有著「清澈之眼」的意涵，充斥著快樂與幸福的情境，表示過去的她只管沉浸於歡樂喜悅的感官之中，對於未知有著無限憧憬與希望；「現在」抽到的是抗菌極佳的沈香醇百里香，沈香醇百里香有著富含藥理草本的激勵特性，代表著正處於人生的高壓階段，裡應外合應有所警覺，自律、免疫也已高漲，該適時消弭緩解以免過於振奮張狂；「未來建議」抽得的玫瑰草，正指引該併行愛與智慧的力量，穩定心神、調整轉圜所有現況，從舊有惡習中甦醒，回歸真我即得導正真實強大的力量。

" 讓你愛的人看見最真實的你。 "

——*芳療師的療心話語*

芳療建議！

【回歸真我】

香氣配方：快樂鼠尾草、沈香醇百里香、玫瑰草

使用類型：滾珠瓶按摩油、情緒香水、香膏

植物屬性：儘管情緒的覺醒會帶來不同程度的傷痛，但不得不釐清現況，才得以跳脫迷障，強大心念且從中學習成長。以**快樂鼠尾草**的香氣保有幸福感官，**沈香醇百里香**的防禦能力用以排除阻礙、帶來嶄新洋溢的生機，而**玫瑰草**暖心重整的氣息，帶領你回歸真我，重拾真誠純粹的自己。

如果你總看不清愛的迷障…

有一次的課堂上，我用「兩側區隔法」簡易示範用來釐清事件的方式，突然一學員建議她的同班好友以這方式去透析她對於不時暴衝的男友之真正想法，她拿出了一張紙，在紙的中間畫上一條區隔左右的線，左邊預設寫下對男友正面感覺，右側寫下與之相處時的負面感受，結果左邊只寫上我愛他，右邊卻極盡流暢寫下近二十個負面的語詞，例如：不安、恐懼、偽裝、傷害、等待…。還未待寫完，她就紅了眼眶問我：「老師、我是不是應該要離開他？」旁邊的同學們齊吆喝地說著：「當然要離開！何苦用一個『愛』」，去換來這麼多的傷害？我告訴她：「大家可以給妳建議，但妳必須要自己判斷、自己做決定，因為這是妳的人生！妳該選擇自己想要且適合的！」她在紙上畫出了個九宮格，並寫下自己對於男友角色的期盼與需要：

人生規劃 裡有我	愛我	陪伴
腳踏實地	男友	關心呵護
善良	脾氣溫和	有責任感

在選擇對象的時候，我們常常被問到：「你喜歡的類型是什麼？」，通常也能夠洋洋灑灑的列出一整列的要件，但感情這事就是詭譎，真的遇上了、所有設定的條件都好似不再重要，得以瞬間化為虛無；也因為愛與不愛是內心飄渺的感受，實在難以用言語述說，然而這種飄忽迷離的情愛，就容易隨著時空與環境變遷而變形或灰飛不再，甚至愛不愛會成為一層迷障，讓人看不清其它真實的存在。

想看清愛的迷障，先側寫自己對愛的需求

因此當她畫出這個九宮格，並寫下對於男友角色的期望後，她原本深鎖的眉頭霎時放鬆了開來，因為她發現她所寫下的八個期望，男友其實符合了陪伴、關心呵護、有責任感、善良、腳踏實地與早已將她放置在人生規劃的未來，但因為男友的脾氣時常暴衝，讓她不時懷疑他是否真的對自己有愛；伴侶間的隔閡通常來自於不同的生長背景，因此要用「愛」奠基，再以「溝通」去相容彼此，因此我建議他回去找男友談談，告訴他她的恐懼、期盼跟愛。

時至隔週課後、她告訴我是她的不安挑起了男友的暴衝，原來在她的認知裡，我愛你、你就得如何愛我，因此當她笑著抱著男友訴愛，男友就該笑著回抱說愛，又如當她推拒朋友邀約只想與他相伴，她就認為他亦該推去邀約只能與她同在，她未曾想過男女有別，往往單方面思考便控訴男友待她不是真愛，就因為這強迫式的舉動，不免讓男友心生無奈，最後只能暴衝對待，如今兩人已經講開，雙方也調整了相處的互動模式，更堅定彼此能夠持續走向未來。

" **在愛情的世界裡就要敞開、有愛、喜悅去對待。** "
——*芳療師的療心話語*

芳療建議！

【圓融有愛】

香氣配方：白珠樹、甜茴香、 山雞椒

使用類型：滾珠瓶按摩油、香膏

香氣屬性：愛情有如磁扣，需要有相互吸引的力量，更要有凹凸契合的模樣。**白珠樹**果決強烈的氣味是彰顯情愛最為積極的推動力量，不僅激勵、更清晰暢快帶動著情感攀爬升溫；**甜茴香**氣息香甜，善於疏通圓融，有著促進消化與大度包容的特性；而**山雞椒**那檸檬清新的味道，得以讓彼此互動更顯真性情，隨心自在、享受愛情沐浴在陽光下的清新舒暢。

當你覺得愛情模式總陷入同個套路時…

有一個學生告訴我：「我要避開像我爸爸那樣的男人，我不要過像媽媽一樣的生活」，因為她有一位家暴累犯的父親，儘管爸爸未曾對她動手，但從小看到媽媽被爸爸打得鼻青臉腫，這種恐懼總迫使她盡量避免回家。

就算她已經不斷提醒自己，每次交往上的男人都還是因為動手打她而宣告分手，因此她問我：「被打的命運難道也會經由遺傳嗎？」我相信世間萬物的發生一定其來有自，因此我讓她跟我說說與歷任男友相處的模式，並演示了衝突性的生發，這之中我發現了關鍵的重複性對話，先莫說每次衝突的對錯歸屬，但總是一句「你打我呀！」成為啟動挨打的按鍵，原來這也是她父母衝突的模式，通常晚歸的爸爸已經疲憊不堪，媽媽卻還是會去以強碰硬，當激怒了爸爸，就總是一句「你打我呀！」或「你敢你就打呀！」而演變出那一次次的夢魘。

當她看見這個造成母女倆一致的侷限，她回家告訴媽媽她的發現，她提醒媽媽要轉變與爸爸相處的語言，因此當衝突再次出現，媽媽突發一句：「你打了我這麼多年也夠了吧！」讓夫妻模式瞬間轉變，爸爸從此居然不曾再對媽媽動手。而她自己也重新學習新的情感模式，進而在不久之後，找到那讓自己備感安定的幸福。

夫妻的愛，是一種長遠的責任，責任的信念把兩個人凝聚在一起，在相處的過程中，彼此學習著理解與應對，這種講求真摯情感的愛，該是無比自在與信任，伴隨著穩定、安心、尊重再添加些日常生活的愉快，倘若兩人都能覺察並朝向這個區塊，這種愛才能夠無違和且經營無礙，也足以真誠對待。

" 誠摯樸實雖不似風花雪月刻骨銘心，卻能走到天長地久。 "
　　　　　　　　　　　　　　　　　——芳療師的療心話語

芳療建議！

【誠摯去愛】

香氣配方：乳香、佛手柑、廣藿香

使用類型：滾珠瓶按摩油、情緒香水、香膏

香氣屬性：日常生活總離不開柴米油鹽，猶如生活總夾帶著各種
　　　　　　變化與磨練，然而只要情感誠摯存在，就得以長久伴隨
　　　　　　直到白頭。**乳香**的神聖木質香氣多用於淨化冥想，得以
　　　　　　開闊胸懷，增加心肺互助的力量；**佛手柑**帶著簇擁堅持
　　　　　　力量，牽著伴侶的手、朝氣蓬勃的迎向烈日豔陽；**廣藿
　　　　　　香**的氣味滋補濃郁，疏通拓展了多樣性的生活，也溫潤
　　　　　　了辛香調味氣息的日常家居。

當你覺得愛情成了單向付出時…

　　我的一位閨密，她有一個交往多年的男友，總把她像公主般伺候著與寵愛著，但有一天，男生對於單向的愛深感無力也疲憊了，因此提出分手。我朋友在初期以為彼此存在的只是習慣，後來才漸漸發現，原來在被呵護的過程中，自己早已經深受感動，也驚覺到自己已經愛上被他無時無刻擁在懷中，這心念一經確認，她尋求好友們協助，在眾人的祝福聲中，反過頭來把男生給追了回來，也誠摯宣示了她對於男生的愛。

　　單向的愛需要莫大的信念與勇氣，但卻不見得能夠得到同等的對待，或許總得等到事過境遷，被愛的一方在多年後會突然想起這已經錯過且逝去的愛，然而愛情無法回頭，倘若遇到值得相伴的人，就該好好經營，才不免錯過彼此，促成此生遺憾與無奈！然而兩人相處還真得有著相同的信念與情感，單方的付出或是「工具人」這樣的關係，都會促成情感世界的傷害。

　　兩人相伴，如果一方是成熟（穩定）的、一方卻是不成熟（不穩定）的個體，成熟的人如果一輩子都能包容、無有怨言，那麼兩人的相處理當能夠長久。然而包容總有殆盡或是疲累的時候，此時放手，對於兩人並行著解脫與傷害，你或許會說如此才能強迫被保護的人學習成長，但突然性的撒手對於習慣被包容的人而言又怎能說公平？又何嘗不是一種傷害？因為兩人相處該是互動且有所進退，倘若交往初期成熟的一方可以慢慢教導，同步理解感情的應對並交錯進退，如此的愛才得以長久，也得以仰賴彼此的成熟與緣份的安排。然而倘若仰賴單方的成熟相待，這對於彼此間的關係，著實是種不平等對待！愛是彼此，關係也該共同付出呵護，因此為了延續這茫茫人海之中遇見的愛，兩人都該各自努力，讓自己穩定成熟，才足以去承載且擔負彼此的未來。

" 憶起相愛的初心，珍惜這茫茫人海中遇見的愛 "

——芳療師的療心話語

芳療建議！

【摯愛】

香氣配方： 大馬士革玫瑰、永久花、快樂鼠尾草

使用類型： 滾珠瓶按摩油、情緒香水、香膏

香氣屬性： 珍惜、蘊含著摯愛的芬芳，需要好好去接受與對待，愛、需要兩顆心相連相伴，相互包容理解且全然相信與關愛。**大馬士革玫瑰**的氣息典雅細緻，十分適合用來談情說愛，讓愛的應對柔軟且柔軟相待；**永久花**的堅韌與執著，得以在衝突之際保留彼此的信念，並讓愛得以在陽光照射下恆久長遠；**快樂鼠尾草**的氣味將對於愛賦予呵護與細心灌溉，讓幸福永遠常在。

當你覺得等愛是一種美德時…

「不愛了，心就不會痛了！」這句重重敲擊著胸膛的話，來自歡度三十歲慶生的V，她前年結束了一段長達八年的戀情，對方是她大學的學長，也是她的初戀，初次在學校慈幼社中見到十足暖陽、熱烈招募的他，讓她頓時著迷，因此在他主動提出交往時，她想也不想就應允了。大學的生涯，因為有他而演變得多姿多采，在他畢業且工作安頓之後，他提議合住就近相伴照顧，就此踏上兩人同居的新里程，而此事讓突然發覺的雙方家長十分震驚，故在倉促籌備下完成了兩人的訂婚儀式，那一年她二十三歲。親近的好友揶揄著她，為什麼不直接結婚呢？她說他想要在經濟能力完善時，再給她一個圓滿幸福的人生。

日子就這麼一天一年地過去，兩人的生活從初期的甜蜜熱絡，慢慢變得樸實家居，他說這才是真實的情愛，所有的火熱痴狂都只是戀情初期的調味假象，但對她而言，一切都變得不再一樣，兩人相處漸漸平淡如水，連基本的親吻擁抱都只在他有需要的時刻伴隨，出外採買不只不再牽手交扣，往往還得努力追逐以快步跟上那一步之遙的背影。下班後，總是她張羅晚餐，日常生活變得按部就班，連生日、特殊的週年紀念日…等對她而言應該要加以慶祝的日子也逐漸被推拒省略，因為他認為那些都是風花雪月、華而不實，他甚至以父母為例，讚賞著雙親各自獨立與愛情的簡約，但她知道，這些都不是她想要的情感！

從大學時期，她對他一直是以對偶像的視角崇拜著，她照料著他的日常生活起居，幫他打點著服飾與飲食，而他回以輕擁道謝、每每讓她雀躍不已。爾後畢業，兩人各自有了自己的工作領域，她總還精心提議，珍惜共度那一次次的相聚；而如今兩人同在一個屋簷，情愫卻反倒不如那每週一次相聚的千萬分之一。

痴心等愛，卻「礙」了自己的未來

這樣的日子無有波濤，在她自我釋懷中又過了數年。那一年她二十八歲，她跟他提及爸媽催促著他們結婚，這才看到他眼中的猶豫，她一時忍不住、質問起他對她的心意，接著數天他日日夜歸，總是透過浴室移動過的清潔用具，才確定他曾返家的痕跡。直到那週日清晨、她在睡夢中感覺到一旁的凝視而睜開雙眼，看見他正不安的佇足在床邊，未待詢問、他自行開口說了句：「我發現我根本不愛妳，我們分手吧！」這才炸得她立馬驚醒，他們轉移客廳，見到一個不屬於這個家庭的女孩，他殷勤呵護擁著女孩入懷，這才知道他近年來頻

繁出差，就是因為他發現他真實熱烈的愛，他說一直以來他總認為平凡才是真愛，但自從遇到這個女孩、他才知道原來願意付出才是「愛」真實的存在，他說謝謝她多年來如此深愛，也祝福她找到幸福的未來……。

再次掀翻，訴說著這傷她至極讓她粉身碎骨過往，那突發沉重與急迫的呼吸，出賣她鑲嵌在刻意平靜的外表下其實傷痛仍在，她說她最大的錯誤是不懂愛情應該平等對待，而今好不容易走出憂鬱的陰霾，她說最好的保護，就是寧願再也不要去愛。

" 傷害總得經歷掀翻，才得以真正獲得痊癒。"

——芳療師的療心話語

芳療建議！

【修護傷痛】

香氣配方：岩玫瑰、杜松、沒藥

使用類型：滾珠瓶按摩油、香膏

香氣屬性：身體的傷有一定的療癒步驟，心底的傷亦然，但越是時光久遠的傷痛，越容易深埋久藏，它們會幻化成極為細小的分子，隱藏在器官細胞，也撥撩牽動著神經與系統，直到人體不堪負荷，痛楚勢將伺機而動大肆宣洩。適時開啟一扇門窗，任由**岩玫瑰**溫暖厚實的香氣揮灑，渲染出滿室暖陽，給予心靈最實質的支持力量；**杜松**的氣息帶有木質漿果馨香，用以驅逐捍衛，守護專屬於己的一方天地；而**沒藥**蘊含微苦樹脂氣息，化瘀修護、釋放不敢言愛，長期備受嵌制的心靈。

愛情也需要一些「性致」加溫…

「希望我們下次相遇，你已剛好成熟，而我也能適時溫柔。」

在講求便利快速的社會中，對於感情的培養，似乎也較無心忍耐甚至等待，然而，當年輕孩子在面對情竇初開之時，總可能跨越界線又無法實踐任何承諾而形成傷害。其實兩人相遇該評斷當下現況，只進展到兩人可以承擔的範圍與得以負責的階段，如此論述其實很不實際，曾經年少的人都知曉費洛蒙散發時的威力，但就因生命、身體該掌握在己，若非成熟，實在難以對彼此擔負責任。

我同意，伴侶間即便兩人情感交融，但若兩性關係不契合，也會在相處上產生間隙隔閡，友人甚至說「性」如同吃飯喝水在生活上一樣不可或缺，在一定程度上、性的親密的確會在兩人的關係上佔據很重要的份量，而當親密關係建立後，雙方就必須要去承擔許多結果，但若牽扯上「付出多寡」或者雙方對於性愛的負責認知不同，就會促成單方或彼此的被傷害感受。因此，在情感的洪流中，每個人都要能夠為自己負責，沒有所謂的半推半就，如此走到最後，即使兩人分開了，才不致產生所謂「被欺騙」或是「誰辜負誰」的傷痛。

愛的親密表現會從許多小地方透露，不僅在於眼神流轉、在於肢體動作的情感表達、在言談字裡行間挑動語詞的呈現，情慾將會隨著心肺吸吐散播在整個空間。有的愛涓涓綿綿、有的愛浪濤湧現，然而一份契合的愛才得以相伴相隨情慾綿綿。

" 善用香氣得以在性愛之際增加綺麗漣漪。 "

——芳療師的療心話語

芳療建議！

【情慾綿綿】

香氣配方：依蘭、大根老鸛草、歐白芷根

使用類型：滾珠瓶按摩油、情緒香水、香膏

香氣屬性：香氣、不僅創造情境氛圍，更得以左右情緒，進而影響心
情、行為、學習與記憶。情慾綿綿得以以依蘭鋪陳、布局
設下天羅地網，掀起愛人與被愛的感官漣漪；**大根老鸛草**
充沛甜美木質香氣，用以激勵人體感官覺醒，帶你展開
生命羽翼、極盡展翅翱翔天際；**歐白芷**根獨特繖型家族氣
息，種子**纍纍**氣味濃厚、帶來滋補提振的生生不息。

當你覺得夫妻之間已經不說愛⋯

走入婚姻，漸漸會發現愛開始轉變，當初因為對方的微笑而拼命追
逐，如今微笑仍在，但你卻發現，這一抹微笑已不足以牽動你一絲一
毫。甚至早已遺忘當初為何去愛，更不確定是否能持續執行兩人所設
定的長久未來。

人與人相處常易因彼此熟稔而忘卻了基本該有的情愛，但當彼此走
入共組家庭，就代表了彼此應該相攜相助，以成就兩人專屬的未來，
家庭生態不同於一般人際交流，而該以親人自居去給與彼此更多的理
解與關懷。現今世代，已不全然是男性獨撐經濟，女性也已居多邁入
職場以共同分擔家庭的開銷，並同步承擔著家事繁雜的執行，有時還
得獨撐起一家老小所需的安排；因此不分男女，都應該共同承擔家裡

大小事務的處置，並且雙方還得預留時間確保夫妻交流的順暢。

2011年英國學者提出一個新興名詞「交流昏迷症」，即意指在婚姻生活中，明明近在咫尺，卻幾乎連話都不怎麼說了！夫妻之間嚴重缺乏交流，而對話唯一的話題都只圍繞在孩子，這嚴峻的情況，學者們找了兩千對夫妻，進行了婚姻交流的調查，研究顯示、有四分之一的夫妻每日交談時間已少於十分鐘，百分之四的夫妻因為工作繁忙而完全忽略了伴侶，而近三分之二的人表示，他們對於上社交網站的熱誠已遠遠大於親子間相處或共進晚餐。

儘管華人世界有著根深蒂固的家庭模式，但現代人的壓力與生活慣性卻也讓居家生活改變了該有的型態，家庭功能該有的保護、關懷照顧、角色扮演與互動支持，都已近全然被3C產品所取代，在2017年4G行動生活使用行為調查報告即顯示，以手機為例、有51.5%的民眾屬於中度使用者（每日使用2-5小時），而有28.1%民眾每日使用手機超過五個小時，則屬於重度使用者，智慧型手機大大改變了一家人圍繞在電視機前互動、交流的家庭時光，也封閉了家庭該有的功能趨向。

歷久彌新的夫妻之道

人與人相伴，就該用心相待以行動表達，如此鏈結該是在關係中的彼此都應努力去執行的，尤其是婚姻，除非是古早的媒妁之言，否則每一對伴侶都該是因為彼此相愛而進入這個領域，既然決定攜手邁入，就該彼此互助相伴地走下去，路途中就算直行不易，也可拐彎繞道，只要彼此信念相攜，儘管日常生活難免崎嶇，但只要手與手相牽相繫，手心的暖度就可幻化成無限開拓

的動力。因此心的暖度需要彼此願意用心去塑造奠基，而當兩人世界有了穩定舒適的溫度，家庭氛圍的暖意就得以開啟孕育。

有許多人把生孩子當作是延續愛情的武器，但倘若兩人都無法擔負起自身以及承擔婚姻的責任，在對愛、對情感關係都未能釐清的狀態下，又該如何教導孩子該如何去愛。因此當兩人世界拓展為三人、四人的時候，就該好好振作，為了孩子與家庭，夫妻雙方都有責任與義務，為自己選擇的愛及延伸的愛負責到底。對愛負責不是空談不是幻想，家人可以一起營造共同的興趣、一同參與學習或陪伴參加各式活動，以增加親子間交流，拓展家人的知識層面，就會有更多的話題可以一起探索、並凝聚家庭的向心力。

夫妻失知常是影響孩子情緒的導火線…

一天夜裡訊息聲響傳來一段話語，是一位朋友D，說她的心剛被撕裂，不為夫妻頻繁的爭吵與情感日漸涼薄，那淚流不已的痛楚已折磨了數不清的日夜晨昏，直到心不得不剛硬，她才深刻體悟：「愛不在，痛就不再」。然而就在今晚她接到孩子學校老師的來電，這才知道孩子的手上有著新舊交錯的自殘傷痕，校方已通報輔導機制，但言談顯露孩子曾談及家庭缺乏溫暖及言語暴力，她不得不拉著先生到孩子的房裡，孩子一聽到學校老師來電，突發激動地捶打桌面，她問孩子為什麼要傷害自己？孩子卻控訴著父母的夜夜爭吵讓她的生存已瀕臨爆點，她這才想起孩子曾經提起精神恐懼，希望媽媽帶她就診尋求幫助，她當時以為孩子只是課業壓力，故稍加安撫就以為事過境遷，殊不知她錯過的是孩子內心沉痛的吶喊，錯失了孩子的求救訊號…。

她看著爆哭的孩子，內心撕裂沉痛不已，她問我該如何才能撫平孩子深層的傷痛？我說孩子的痛需要時間撫平，而父母的愛會是撫平傷痛最好的處方，因此當務之急應當先紓解與先生多年的衝突現況。隔天一早她來到教室找我，我讓她抽了代表「自己」、代表「對方」、代表「雙方關係」、及「建議」的四張「情緒芳療卡」，得到的分別是丁香、葡萄柚、永久花、玫瑰天竺葵。

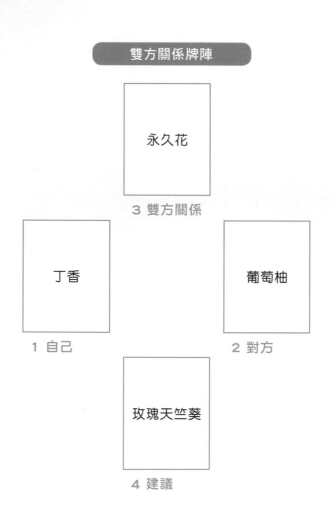

雙方關係牌陣

永久花

3 雙方關係

丁香

1 自己

葡萄柚

2 對方

玫瑰天竺葵

4 建議

當時，我為她的牌陣做了以下的說明：

丁香：
擁有極佳止痛，但長期依賴就會阻斷神經對於疼痛的吶喊，久而久之
反倒將傷痛內藏，痛在、情感不得不逐漸麻痺，情緒也變得外顯張
揚，直至癱瘓了所有的愛、讓持續奔騰湧出的苦楚四處串流、不知該
到何處躲藏。

葡萄柚：
不受外力牽制，依循著自己的步調，擁有孩童般的喜悅與浪漫，與其
溝通應避免指責且給予鼓勵，不是無法承擔、而是他思想純真簡單，
因此只要明確柔軟表達，他便可以成為家裡的支柱與暖陽。

永久花：
代表著彼此的關係是雙向的痛楚，在沉伏已久的框架裡、覆蓋了層層
疊疊的枷鎖，情感的流動因為缺少了滋潤，逐漸枯竭也勒出了血痕，
瘀傷遍佈已阻礙了情感，堵塞了親情的交流。

玫瑰天竺葵：
同時擁有花朵與葉脈的馨香，充滿暖心的愛與平和療癒的力量，收斂外
顯衝突的激勵張狂，舒弭修護對峙疼痛所擴展蔓延的傷害，收攏穩定以
撫平呵護過往的情緒損傷，齊心改變、勢必轉圜這一切的現況。

　　她靜靜地聽著解牌的話語，突然嘆了一口氣，說了句：「原來如
此！」她期盼能夠跳脫現下囚牢，希望我為她調配能夠用在家庭，賦
予一家和樂且舒適的氣息，因此我建議她使用桂花、檀香、月桂三
支精油，並依照她的喜好，調製了大人與孩子都可以使用的滾珠按摩

油，並建議她每晚沐浴之後，為自己、為先生與孩子塗抹，可以塗抹在背部或前胸，讓這舒適的香氣陪伴全家，賦予和樂暖心的力量。

" 凝聚家庭的愛，是賦予孩子一生看待情愛的養分。 "

——芳療師的療心話語

芳療建議！

【凝聚家庭的愛】

香氣配方：桂花、檀香、月桂

使用類型：滾珠瓶按摩油、情緒香水、香膏、擴香木球、空間噴霧

香氣屬性：桂花的香氣凝聚厚實，蘊含甜甜的香氣，得以收攏家庭該有、愛的氣息；檀香的沉著穩定、富含智慧與對於生命價值的經歷，用以調節維繫全家人生的互動頻率；月桂的覺察保衛清晰，是以適合整頓調適居家應對的情緒，當家庭的愛真實凝聚，即得以轉變為拓展生活的最佳動力。

世事流轉，難免會因為突發的摩擦而忘卻了當初因何追愛？如果這是你的心聲，那麼就讓自己好好的利用書寫，記憶當初愛上他的初心吧！朋友圈裡就有人用這方法去緩解夫妻相處一次次的摩擦，他們早在新婚之際就掏心寫下對於彼此的愛，之後每當爭執戰起，夫妻倆就會去閱讀對方當初寫給自己的告白，再看看自己最初寫下對於伴侶那字字闡述的愛，夫妻倆每每告訴眾人，這種做法是促成他們次次拾回被環境世俗所干擾撼動的真愛！

細細品味愛的初心，讓彼此談愛不失溫

　　與另一半相處，任何的情緒紛爭都有可能剎時粉碎原本該是真實的情愛，然而就因為真愛不易，因此伴侶間的摩擦就該緩下情緒，給彼此一些時間細細思量，切莫因為一時衝動而種下悔恨。應當時時探尋初心，才能夠真正擁有相契合的Mr.／Ms. Right，也能珍惜彼此、醞釀圓滿你此生最實質的珍愛。

第六章

◆

撫慰情緒的芳療解方
Emotion & Aromatherapy

本書收錄有益於情緒排解、釋放、重生的 48 種植物，芳療師就每個實際案例，給予最適合的配方，並可搭配此章節的製作步驟，在家自製成簡單的芳療小手作，透過吸嗅法、噴霧法、塗抹法、濕敷法、浸泡法，讓植物香氛的溫柔強韌療癒你心。

香氣在日常生活的應用

　　我們的生活覆蓋著各種香氣，帶動著日常生活也左右著我們的情緒，雖然香氣不容看見，卻極為強大，總在瞬間充斥著鼻腔嗅球，衝擊邊緣系統的脈動，牽動著感官知覺，且撥撩了行為樣貌的呈現。香氣瞬息萬變，呼應著植物生長的情境氛圍，最終凝聚形成那獨有的氣味分子，經過採擷淬鍊才成就取得那一滴滴的馨香，香氣的結構也會依循成長的脈絡而有所轉變，不同結構代表著不同的植物歷程，也就幻化出多樣性的香氣表徵，我們只要能夠從千萬種香氣裡，找到對於自己有用的氣味，如此就可以憑藉香氣護守，協助給予日常更完整的支持力量。

　　欲找到專屬於自身的香氣品項，即得透過香氣嗅聞加以辨別，而香氣嗅聞、應當捨棄一般常見論斷，例如：薰衣草是安撫鎮定，或迷迭香是醒腦提振，因為香氣分子會隨著不同人的生活歷練或不同的心境場景，在腦內辨別或人體應對產生不同的回饋，因此每個人都有專屬於自己的香氣脈衝與需求，不妨好好內尋探究，找找有什麼樣的香氣得以在疲憊不堪的時刻擁抱你的身心、在萎靡怠惰的時候給予你掌聲鼓舞的動力，在擔心受怕時提供安全的臂膀，在寒冷退縮之際給予你溫暖守護的力量。

　　香氣探索需要時間細細琢磨，你可以選個和緩舒適的時光，清空一個桌面，放置一杯清水，就可以把你收藏的精油寶貝一一放置在桌面，另外準備筆紙、好記錄寫下精油香氣在你腦內揮灑綻放的畫面。首先拿起一瓶你想要探索的精油，以聞香紙沾取少許，就可靠近鼻腔閉上眼睛緩緩吸嗅，從氣味分子去辨別香氣類別，是花香？草香？木

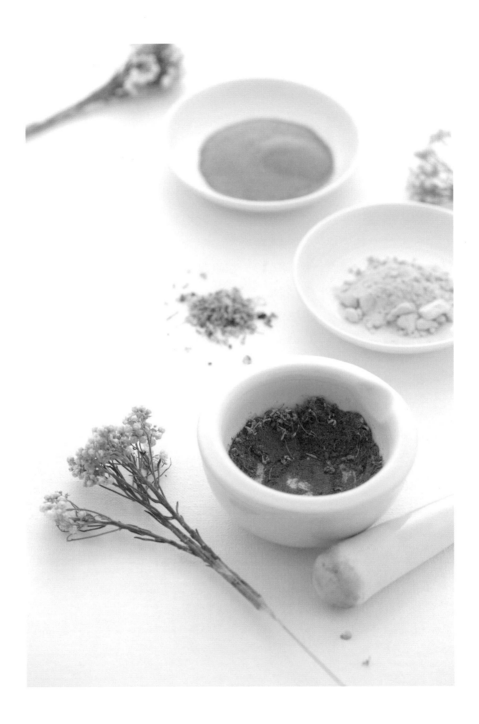

質馨香？抑或種子果實？柑橘？根部土壤氣息？在探看其感受特性，是否暖暖的？熱熱的？涼涼的？還是辛辣的？把從鼻腔進入的氣味感受一一寫下來，一般來說，對於氣味的類別及特性感受通常因人而異，因為我們的鼻腔嗅球有著數不清的嗅覺神經，嗅覺神經分門別類各有所長，因此就會有敏銳與不敏銳的差異，所以同樣一縷香氣，每一個人所感受的氣息就截然不同。當寫下對於香氣的本質感受後，再次閉上雙眼深深吸嗅，去覺察香氣進入人體的路徑，去感受身體器官與部位的呼應，並寫下部位與感受；倘若嗅覺已經麻痺，可以拿起桌上預備好的水杯，喝一口清水並吸嗅幾下清水的氣味，待嗅覺稍微恢復，就再次拿起聞香紙閉眼吸嗅，這次請感受腦海裡是否有畫面或者圖片顯現，再以文字詮釋記錄；最後請直覺評估，寫下一個代表這香氣給予你情緒的力量，例如舒適、愉悅、放鬆、振奮、勇氣、溫暖、安全、紓壓…等。

香氣探索步驟

1　準備香氣探索的物品（精油、聞香紙、一杯清水、紙筆）。

2　將精油沾附在聞香紙上緩緩閉眼吸嗅，寫下香氣的類別（花、木、香料、木質、草葉、根莖…）與特性（溫度、感受）。

3　再次閉眼深深吸嗅，寫下身體感覺到香氣的傳遞路徑，與作用的器官與部位感受。

4　再次閉眼深深吸嗅，寫下腦海中出現的畫面或場景片段。

5　最後請直覺感受，寫下這瓶精油給予你的情緒力量。

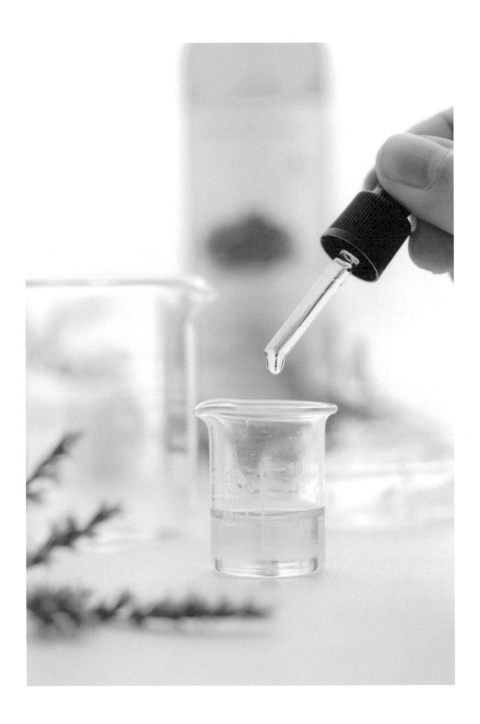

當找尋到適合你專屬的香氣處方，那麼就可以開始實踐、去感受香氣帶給生命的契機與成長，香氣的使用十分寬廣，並不只侷限於普遍的調油塗抹，你可以嘗試採用不同的方式，去享受與體驗多樣性的香氣途徑：

吸嗅法

A 面紙吸入法

1   將精油滴在乾淨的面紙上。

2   再將面紙包覆口鼻進行深呼吸3分鐘。

3   正常情況下使用1滴。

4   急性呼吸症狀處理可稍增加至2滴。

B 手掌吸入法

1   將1滴精油滴在掌心搓勻，手心打開後覆住口鼻。

2   閉上眼睛，進行深呼吸3分鐘。

C 蒸氣吸入法

1   準備1個馬克杯。

2   將約45度溫熱水盛至7分滿。

3   滴入事先調配好的精油配方（1-3滴）。

4   用雙掌覆蓋馬克杯杯口，預留拇指間縫隙讓口鼻靠近吸嗅。

5   緩緩進行深呼吸約3分鐘。

噴霧法

A 身體噴霧

1 將調配好的精油配方調和少量伏特加（80％）協助乳化。

2 加入純露（或加入純水）。

3 每次使用前需先搖勻。

4 臉部及皮膚問題使用0.5-1%。

5 對呼吸道與急性壓力相關理療使用至3-5%。

舉例 調和30ml／1%的噴霧，可將6滴複方純精油先調和入3ml伏特加中稍事搖勻，之後再加入27ml純露或純水，再次搖勻即可噴灑使用。

B 空間噴霧

1 將調配好的精油配方調和少量伏特加（80％）協助乳化。

2 加入純露（或加入純水）。

3 每次使用前需先搖勻。

4 根據狀況與香氣強度不同，噴露濃度可以介於2-8%之間。

5 適合幫助身心放鬆、冥想、提振效率、空氣淨化…等。

塗抹法

A 按摩油／乳液

全身使用

1　使用劑量1-3%；最常使用 2.5%。

2　高危險顧客群應使用最低劑量。

3　針對心理、情緒、靈性問題時宜低劑量使用。

4　有生理問題時，可使用較高劑量（2.5%-3%）。

舉例 調和30ml／1%的乳液，可將6滴複方純精油直接調和入30ml市售乳霜（以無香乳霜為佳），攪拌均勻即可塗抹使用。

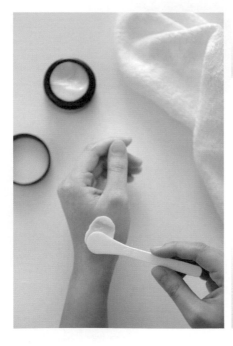
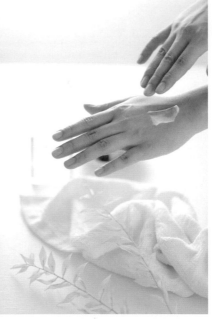

局部使用

1　一般使用或心理、情緒症狀時使用，劑量約在 2.5-5%。

2　皮膚護理與靈性治療時使用0.5-2%。

3　慢性生理症狀時使用5-7%。

4　急性生理症狀使用5-10%。

5　高危險族群宜依個別狀況調整劑量（注意：少就是多）

舉例　調和30ml／5%的按摩油，可將30滴複方純精油直接調和入30ml植物油中（甜杏仁油、荷荷芭油、金盞花浸泡油…），攪拌均勻即可局部按摩使用。

濕敷法

局部使用

1　將調配好的精油配方2-4滴調和少量伏特加（80%）協助乳化。

2　搖勻後即可直接倒入冰水或溫熱水中。

3　稍事攪拌，浸入毛巾。

4　擰乾7分乾後即可將之摺好濕敷在局處，直到回溫。

5　重複數回，直到局部舒緩。

6　冷敷或熱敷須依循局部需求，請掌握「發炎時冷敷（例如：扭傷），僵硬痠痛時溫熱敷」之原則進行濕敷照護。

浸泡法

A 盆浴

1 將調配好的精油配方3-6滴調和5ml伏特加（80%）協助乳化。

2 混合均勻，順水流倒入39-41度的溫水浴缸中。

3 用手稍微攪拌均勻即可享受芳香沐浴。

4 時間進行約5-15分鐘。

5 也可先將精油稀釋後塗抹全身，再進入浴缸中享受泡澡時光。

B 足浴

1 將調配好的精油配方2-3滴調和5ml伏特加（80%）協助乳化。

2 混合均勻，順水流倒入39-41度的溫水足浴盆中。

3 用手稍微攪拌均勻即可享受芳香足浴，若是泡腳使用，時間約5-10分鐘。

4 亦可將精油稀釋後塗抹雙足，再將腳進入溫水浴盆中進行足浴。

C 手浴

1 將調配好的精油配方2-3滴調和5ml伏特加（80%）協助乳化。

2 混合均勻，順水流倒入39-41度的溫水手浴盆中。

3 用手稍微攪拌均勻即可享受芳香手浴。

4 浸泡時間約5-8分鐘。

5 也可將精油稀釋後塗抹雙手，再將手置入手浴中浸泡。

　　了解以上各種使用方法後，接下來可以參考從130頁開始的11種簡單的小手作，在家就能完成、製作容易，讓療癒香氛隨身隨時隨地溫柔地陪伴你~

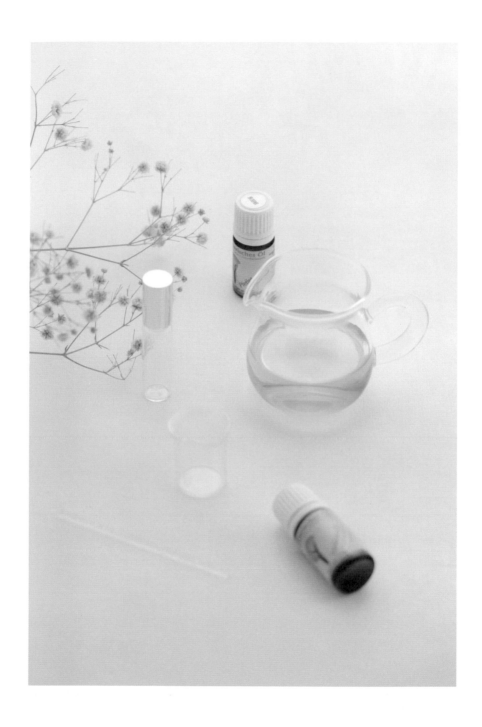

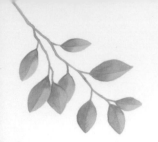

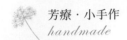 芳療・小手作
handmade

舒心調油滾珠瓶

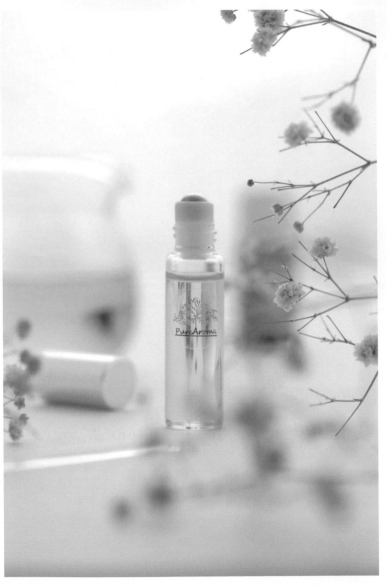

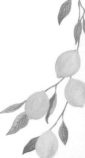

| 素材 |

植物油　　　　　　5ml
精油　　　　　　　3-5 滴
量杯
調棒
滾珠空瓶

| 作法 |

1　取植物油 5ml。

2　滴入 3-5 滴調和精油。

3　攪拌均勻，裝瓶再使用，可用於塗抹
　　於肩頸與前胸處。

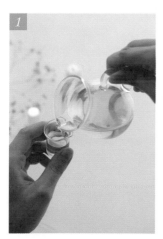
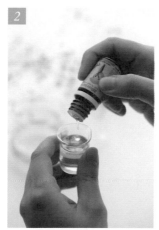
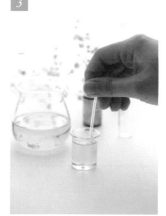

芳療師 小建議

　　滾珠調和油方便隨身攜帶，用以伴隨傍身，其調製功效豐富，主要在
於精油品項選擇與不同的配方搭配，然而就配方功效而言，滾珠按摩
油可以直接塗抹於不適部位（例如：胃痛塗胃部的位置，喉嚨痛抹脖
子）並稍加安撫按摩，每日塗抹使用3-4次。

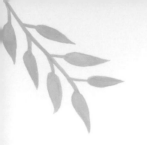

芳療・小手作
handmade

隨身版情緒香水

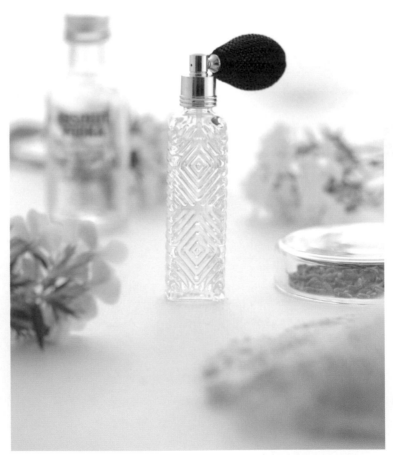

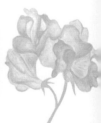

| 素 材 |

80% 伏特加　　　　5ml
精油　　　　　　　5-8 滴
量杯
調棒
噴瓶

| 作 法 |

1　取 80% 伏特加 5ml。

2　滴入 5-8 滴精油。

3　攪拌均勻即可裝入瓶中。

4　隨身攜帶，建議塗抹於耳後及手腕脈
　　搏處。

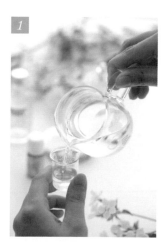
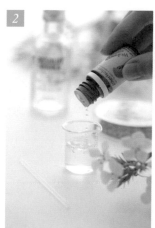
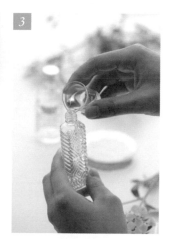

芳療師 小建議

香水調製倘若使用眾多基調品項，則80%伏特加或許無法協助精油
完全融合，因此亦可採買使用96%伏特加（市售稱之為「生命之
水」），因酒精濃度高即有利於精油混合調製，唯96%伏特加之酒精
氣味濃厚，故在調香上會是不小阻礙。

芳療·小手作
handmade

安定你心的香丸

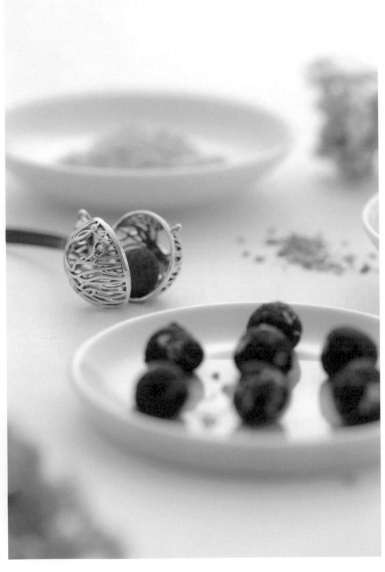

| 素 材 |

綜合香粉
乾燥香花
水滴缽
研磨棒
純露

| 作 法 |

1　放入乾燥香花（這邊使用的是桂花）。

2　將綜合香粉過篩置入，稍行攪拌。

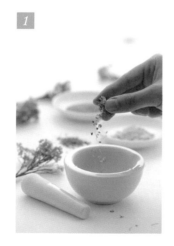

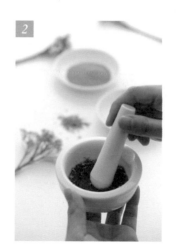

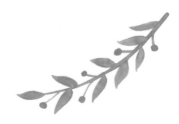

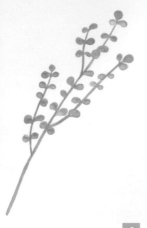

3　調和少量純露至濕潤。

4　揉搓成丸，確實陰乾變硬後，即可隨身配戴。

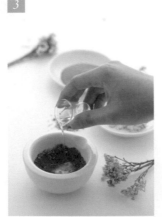

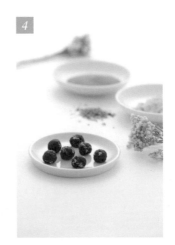

芳療師 小建議

香丸的材料可以同時製作手搓線香或香椎，但因為需要點燃焚燒，故香粉調製成分需以木質居多，且減少草葉（例如：薰衣草粉、玫瑰粉）及樹脂類別（例如：乳香、沒藥、安息香）等，否則燃燒時將產生大量煙霧，較有害環境及呼吸道。且為增加揉捏雕塑性，另需添加木質黏粉，以利塑形。

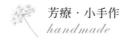 芳療・小手作
handmade

好放鬆沐浴錠

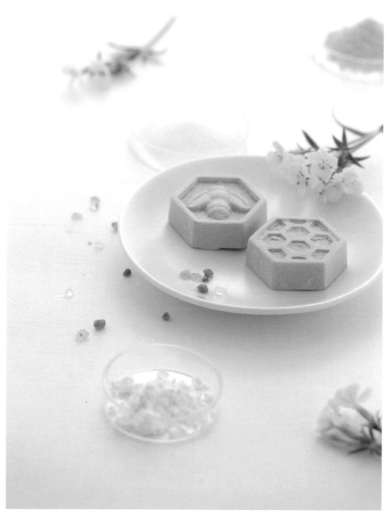

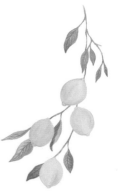

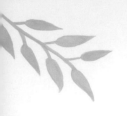

| 素材 |

小蘇打粉　　　　200g
無水檸檬酸　　　　100g
玉米澱粉　　　　　66g
植物油　　　　　3-5ml
調和精油　　　　20 滴
調棒
量杯

| 作法 |

1　將小蘇打粉 200g ＋無水檸檬酸 100g ＋
　玉米澱粉 66g 過篩後調成綜合粉末。

2　倒入複方調和油（這裡使用植物油 3-5ml
　加入 20 滴調和精油）。

3　將所有素材混合均勻。

4　入模並且壓緊實，扣出後即可沐浴使用。

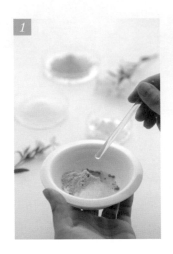

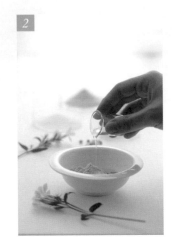

芳療師 小建議

沐浴錠成品需擺放於陰乾之處保存，為避免於內精油揮發，待脫模後
數日水分蒸發，就可挪入盒中儲存，且不僅可用於浴缸浸泡，亦可進
行足浴或手浴浸泡，因此模型選擇可依照需求購買大小不同樣式，以
方便後續使用。

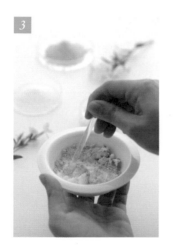

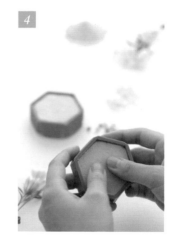

緩和心緒擴香木球

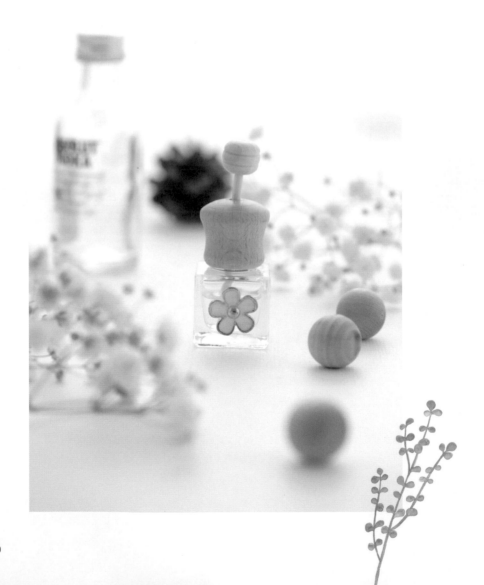

| 素材 |

80% 伏特加	10ml
調配精油	10 滴
木條或木球	
量杯	

| 作法 |

1 取 80% 伏特加 10ml，滴入 10 滴調配精油。

2 攪拌均勻即可置入瓶中，瓶中置入用以擴香的木條或木球。

3 亦可滴在木球或可以擴香的果核上。

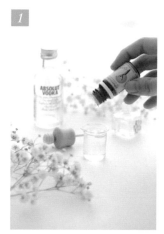
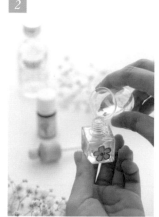
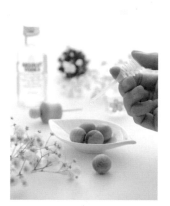

芳療師 小建議

以80%伏特加調合精油進行擴香是極為簡單方便的香氣體驗，擴香載體的選擇多樣，只要得以吸收精油，且不致於產生化學異變（例如：塑膠製品就不建議）即可搭配使用，它們可以是手工製作的布製花朵、石膏塑模的雕塑、木材雕製的擺飾、手捏燒製的陶藝，也可以是撿拾於大自然的石頭、松果、或是乾燥花朵、枯樹枝，皆可加以使用進行空間擴香哦！

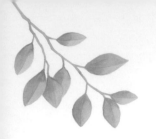

芳療・小手作
handmade

深呼吸的熱蒸吸嗅

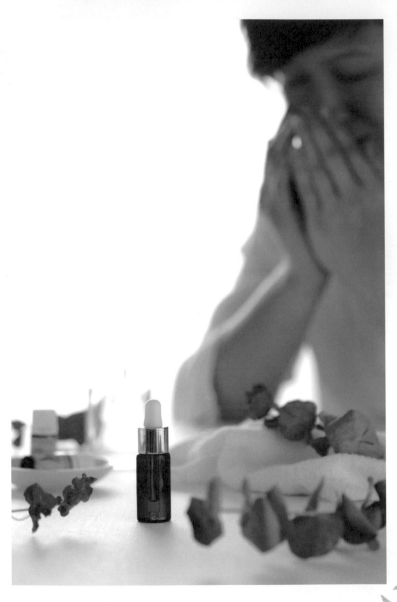

| 素材 |

純精油　　　　　　1-2 滴
45 度的熱水
馬克杯或水杯

| 作法 |

1　準備一只馬克杯，盛裝約 45 度的熱水
　，滴入純精油 1-2 滴。

2　以雙掌覆蓋住杯口，以口鼻緩慢吸嗅 3
　分鐘。

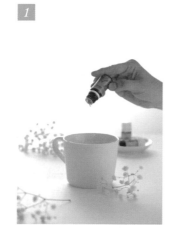

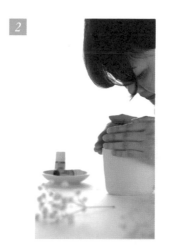

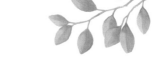

芳療師 小建議

熱蒸吸嗅需**避免提供**給予氣喘患者施作，因為熱蒸氣容易刺激支氣管
產生急速收縮危害；倘若是提供給予幼童則需降低水溫，以確保孩童
安全。

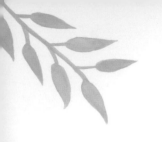

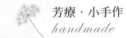
隨身用鼻吸器

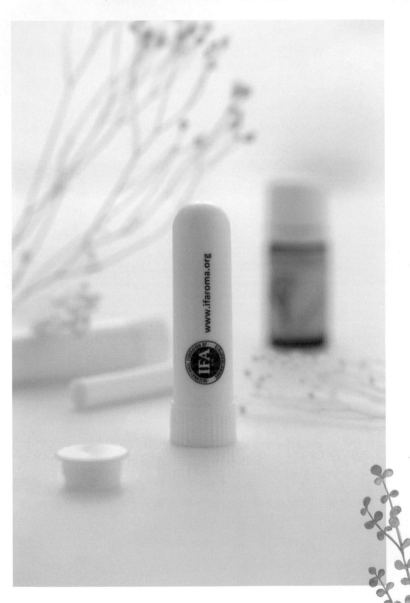

| 素材 |

複方純精油　　　12-20 滴
棉芯
吸嗅管及底蓋

| 作法 |

1　將複方純精油 12-20 滴小心地滴入棉芯。

2　將棉芯放入吸嗅管中，蓋上底蓋。

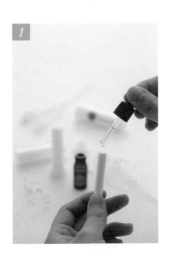

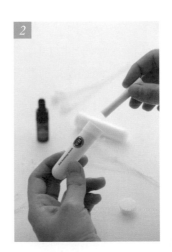

芳療師 小建議

鼻吸器方便隨身攜帶吸嗅使用，建議採單側吸嗅，如壓住左側鼻孔，以右側鼻腔深度吸嗅約6-8秒，爾後換邊吸嗅，左右1次為1個劑量；呼吸保健使用的話，則每日建議使用3-4個劑量。

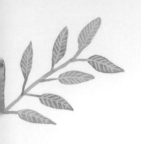

情緒舒緩香膏

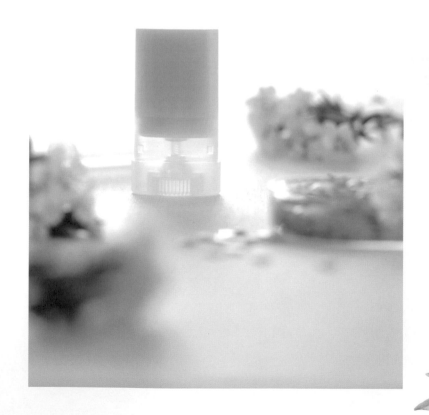

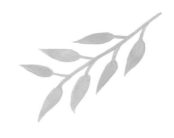

| 素材 |

植物油	12ml
坎特拉里蠟	3g
精油	8-15 滴
加熱器	
量秤	
量杯	
有蓋容器	

| 作法 |

1　隔水加熱，倒入植物油 12ml。

2　放入坎特拉里蠟 3g，加熱至蠟粒完全融化。

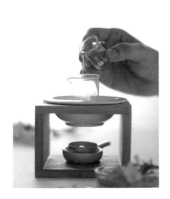

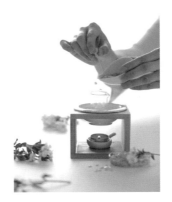

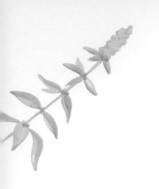

3 待油體溫度降至 50 度內，再滴
入 8-15 滴調和複方純精油。

4 倒入罐中，待降溫且完全凝固後
即可使用。

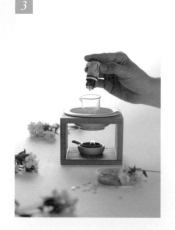

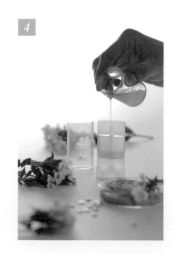

芳療師 小建議

香膏做法亦雷同護唇膏製作，但護唇膏調製需注意使用溫和精油品
項，且精油劑量宜控制在1%以內，例如至調製上述15ml護唇膏1%，僅
需添加3滴調合純精油。

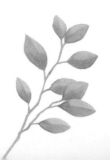

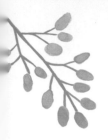

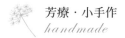

芳療・小手作
handmade

花漾水油膠

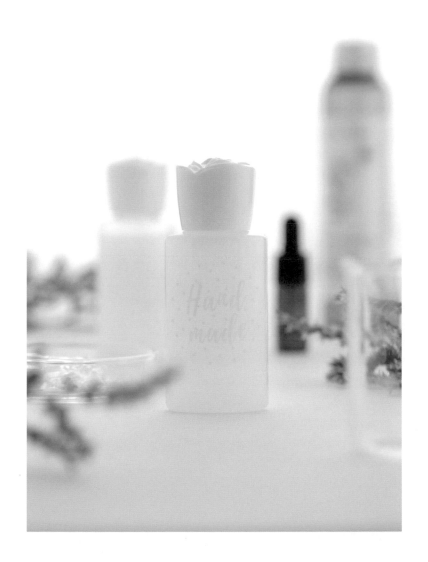

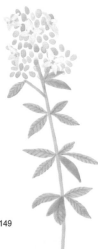

| 素材 |

植物油　　　　　5ml

調和精油　　　　15 滴

純露　　　　　　18ml

水晶凝膠　　　　7g

調棒

量杯

已消毒且乾燥的有蓋瓶罐

| 作法 |

1　取植物油 5ml，滴入 15 滴調和精油。

2　加入 18ml 喜愛之純露。

3　加入 7g 水晶凝膠（純凝膠）輕壓攪拌。

4　攪拌均勻至凝膠完全膨脹，即可裝瓶使用。

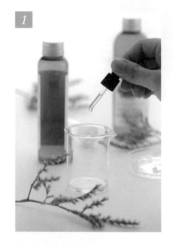

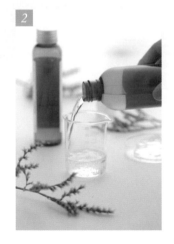

芳療師 小建議

水油膠的調配因油脂僅添加少量，且富含大量純露或純水，故油水比
例較為清爽，十分適合在夏季調製使用，或給予不喜歡油膩的個案，
提供一個無負擔的方式體驗香氣的美好。

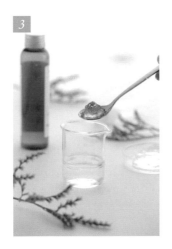

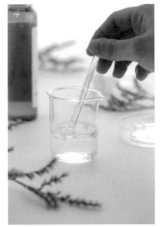

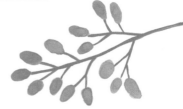

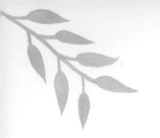

芳療・小手作
handmade

壞情緒去去走！空氣淨化噴霧

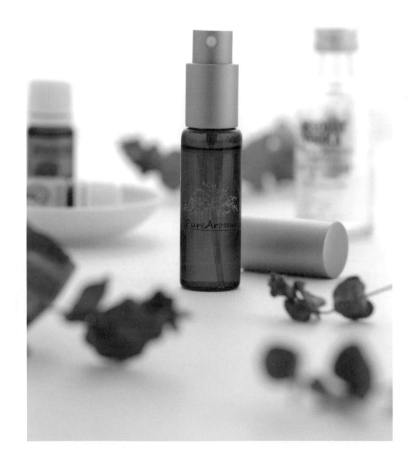

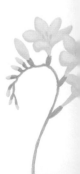

| 素材 |

80% 伏特加	15ml
調和精油	12-15 滴
純露	15ml
量杯	
噴瓶	

| 作法 |

1 取 80% 伏特加 15ml，滴入調和精油 12-15 滴。

2 再加入喜愛的純露 15ml。

3 裝入噴瓶搖勻。

4 即可任意噴灑淨化空間。

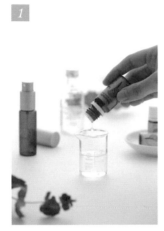

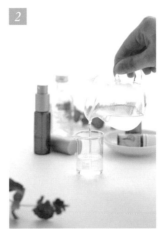

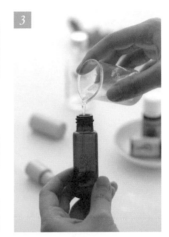

芳療師 小建議

芳療師慣性習慣使用80%伏特加作為精油調和液體的乳化界質，然而，若空間噴霧期盼達到防疫協助性，即需採用75%酒精與1%協助殺菌類精油添加，例如：取30ml加上75%酒精，滴入6滴調合殺菌類純精油，放入噴瓶搖勻即使用。

註：殺菌類精油可使用茶樹、檸檬、香桃木、乳香、冷杉、雪松等。

芳療・小手作
handmade

吸濕除臭丁香球

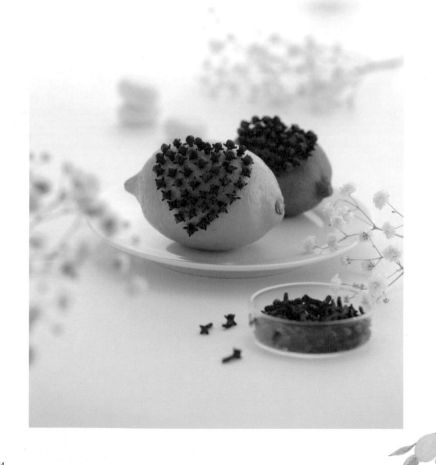

154

| 素材 |

檸檬或萊姆
丁香
竹籤

| 作法 |

1　準備檸檬或萊姆及乾燥丁香。

2　先以竹籤在果皮上插出小洞。

3　將丁香插入至梗完全沒入。

4　放置通風處，至果實水分蒸發後即可
　　成為除濕及除臭擺飾。

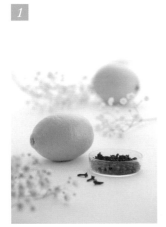
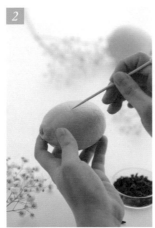
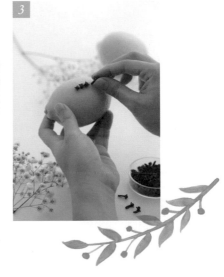

芳療師 小建議

左頁成品圖後方的檸檬，即為通風放置兩週後已縮水硬化的丁香球，
需待完全乾燥再行使用。除了檸檬或萊姆，亦可使用果皮厚一些的柑
橘果實，例如：香吉士。

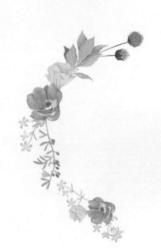
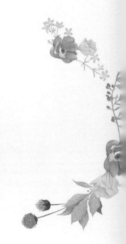

附錄
appendix

◆

適用於情緒芳療
之植物介紹

使用精油或製作各種芳療小手作之前，請先花一點時間
了解書中收錄的 48 種植物，包含植物們的自然力量、
香氣特徵、調油搭檔、使用規範…等，才能安全正確地
使用精油，加以舒心療癒自己的情緒。

Chamomile Roman

羅馬洋甘菊

拉丁學名：*Chamaemelum nobile*

羅馬洋甘菊是伏地型多年生植栽，在歐洲具有植物醫生的名號，其特色在於全株可用，透露著香甜的蘋果氣息，會讓人聯想起母親的廚房，想到午後時光的洋甘菊花茶及蘋果派，感受到被母親溫暖地擁在懷中，那般安全且舒適。

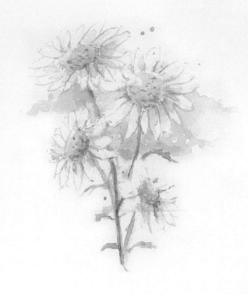

● 精油

植物科屬	菊科黃春菊屬
萃取部位	花朵（蒸餾法）
氣味強度	前味
療癒本質	中階
香氣特徵	強烈甜美蘋果般的香氣、甜美溫潤、深深撫慰心靈
化學屬性	酯類75-80%、單萜酮＜5%、單萜醇＜4%
調油搭檔	佛手柑、快樂鼠尾草、天竺葵、茉莉、薰衣草、橙花、玫瑰
療癒性質	鎮痛抗痙攣、抗抑鬱劑、消炎殺菌、防腐劑、祛痰、通經、保肝、鎮靜神經、刺激白血球增生、健胃、滋補

---------- ◆ 療癒目標 ----------

消化系統

絞痛、消化不良、脹氣反胃，是孩童身心保健良方

免疫系統

增加白血球生成，提振免疫機制，安撫鎮定，自體免疫疾病病症

荷爾蒙／內分泌系統

調理月經週期和更年期泛紅與其不適症狀

肌肉／骨骼系統

肌肉酸痛和神經性疼痛，具有極佳抗痙攣與鎮靜消炎作用

神經系統

調節中樞神經，針對頭痛、偏頭痛、失眠、神經緊張及壓力衍生的問題極具功效

皮膚系統

促進細胞再生，強健受損微血管，緩解肌膚過敏，是乾燥和敏感的皮膚皮膚發炎者的首要推薦

---------- ◆ 安全規範 ----------

1 懷孕初期應避免使用羅馬洋甘菊

2 需低濃度使用，因為它可能會導致皮膚發炎或過敏

3 嬰幼兒童適用，但宜低劑量使用

【 情緒洞悉 · 擁抱 】

　離開自我設限框架、擁抱真實希望。

Helichrysum

義大利永久花

拉丁學名：Helichrysum italicum

永久花生長在海岸邊貧瘠不毛
之地，在縫隙中尋求生機，它
們佈滿岩石及沙地，讓陽光照
射下的大地蘊染上一片金黃。
就算水分枯竭，仍堅忍沉伏屹
立駐足，以嶄新的型態，成就
生命中的獨特永恆。

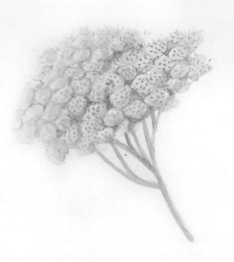

◆ **精油**

植物科別	菊科蠟菊屬
萃取部位	花朵或含花全株藥草（蒸餾法）
氣味強度	中等
療癒本質	基調
香氣特徵	療癒性香氛，散播滿滿復甦力量
化學屬性	酯類＜40%、倍半萜烯20%、倍半萜酮12%、單萜烯＜10%、單萜醇6%
調油搭檔	甜馬鬱蘭，薰衣草，雪松，天竺葵，羅馬洋甘菊，迷迭香，檀香
療癒性質	化瘀、抗發炎、免疫調節、解痙攣、止咳化痰、緩敏、抗憂鬱

---------- ● 療癒目標 ----------

免疫系統
增進淋巴循環，增進人體自癒功能，修護力極佳

皮膚系統
化瘀，皮膚損傷，過敏症、牛皮癬，針對傷口疤痕修護極具療效

呼吸系統
黏膜照護。支氣管炎、氣喘保健，咳嗽化痰（百日咳）

肌肉／骨骼系統
抗發炎（關節炎、風濕性關節炎保健）

神經系統
抗憂鬱、對於精疲力竭、昏昏欲睡或極度疲倦的人非常有幫助

消化系統
促進肝臟機能代謝、促膽汁分泌，幫助消化

---------- ● 安全規範 ----------

孕產婦及嬰幼孩童宜適量使用

【情緒洞悉 · 生機】
允許束縛與傷痛遠離，籌備再次前行的力量與勇氣。

Clary Sage

快樂鼠尾草

拉丁學名：*Salvia sclarea*

快樂鼠尾草是歐洲花園常見多
年生藥草植栽，其學名有「清
澈之眼」的意涵，葉片覆蓋絨
毛極具保衛力量，紫色或粉白
色花型小巧密集，叢生凝聚，
善於給予人快樂、幸福的振奮
感受，帶來歡愉且迷幻的神奇
效果。

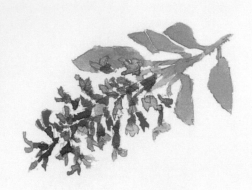

━━━━━━━━━━━━ ◆ 精油 ━━━━━━━━━━━━

植物科別	唇型科鼠尾草屬
萃取部位	花及葉（蒸餾法）
氣味強度	前味
療癒本質	中階
香氣特徵	甜甜美妙的堅果香氣，裹著柔和溫暖的草藥氣息
化學屬性	酯類75%、單萜醇16%、倍半萜烯＞10%、倍半萜醇6%、雙萜醇＜5%
調油搭檔	佛手柑，薰衣草，花梨木，天竺葵，玫瑰草，迷迭香，檀香，依蘭
療癒性質	增加幸福感受、緩解緊張壓力、解痙攣、放鬆肌肉、止痛、助消化

―――――――― ◆ **療癒目標** ――――――――

呼吸系統

氣喘、緩解支氣管痙攣、感冒、頭痛／偏頭痛、康復期使用

神經系統

提振副交感神經，減壓放鬆，緩解憂鬱煩躁，歇斯底里，頭痛及失眠

消化系統

溫暖、抗痙攣，針對健胃（便秘／腹瀉）、減緩腸絞痛頗具功效（大腸激躁症）

泌尿／生殖系統

荷爾蒙理療（類雌激素），具PMS調理特性；通經，改善精血不足和週期紊亂現象（但若經血過多則需審慎使用）；舒緩生殖／泌尿感染，壯陽催情；利尿

皮膚系統

降低皮脂分泌（尤以油性頭皮及脂漏性皮膚炎），夜間盜汗，促細胞再生

肌肉系統

乳酸代謝、緩解肌肉緊繃

―――――――― ◆ **安全規範** ――――――――

1 孕期、哺乳期、癲癇忌用
2 使用前、後一小時不可飲酒

【情緒洞悉・幸福】
開啟內在幸福之光，散播迷幻歡愉能量。

Petitgrain

苦橙葉

拉丁學名：*Citrus aurantium bigarade*

苦橙又稱「回青橙」，因皮厚苦、
果肉酸，無法晉升成為有用的農作
產物而遭受砍伐，直自法國香水工
業崛起，人們發現苦橙香氣獨特細
緻，與當時極受歡迎的花香氣味十
分契合，甚至得以提升氣味調和的
質感與深度而展露頭角，至今苦橙
葉儼然成為古龍水調製最不可或缺
的核心香氣。

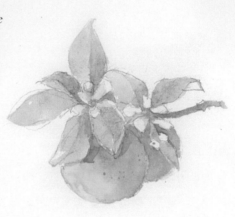

● **精油**

植物科別	芸香科柑橘屬
萃取部位	葉及嫩枝（蒸餾法）
氣味強度	中等
療癒本質	中階
香氣特徵	蘊含微苦橙花香、果香與木質草本香氣
化學屬性	酯類50-60%、單萜醇35%、單萜烯＜10%、倍半萜烯＜1%
調油搭檔	佛手柑、天竺葵、薰衣草、橙花、橙、玫瑰草、迷迭香、花梨木、檀香、依蘭
療癒性質	失眠、抗抑鬱劑、除臭防腐、解痙攣、消化保健、神經滋補

---------------------------------- ◆ 療癒目標 ----------------------------------

消化系統

消化不良，腸胃脹氣，消化不良

神經系統

神經衰弱、壓力緩解，失眠，季節性情緒低落

皮膚系統

皮脂調理，粉刺、油性皮膚護理，止汗，面皰，頭皮屑

呼吸系統

呼吸道保健，止咳（抗痙攣），抗感染

---------------------------------- ◆ 安全規範 ----------------------------------

無

【 情緒洞悉 · 面對 】

層層探索段段抽紗，勇於面對使得寬心無礙。

Lavender, True

純正薰衣草

拉丁學名：Lavandula officinalis / Lavandula angustifolia

法國南部普羅旺斯每年到六七
月都會吸引觀光客們大批前
往，只為感受那滿山遍谷的薰
衣草花海，當微風輕撫、薰衣
草花穗將如浪濤迎風波動，不
僅鼻腔充斥著薰衣草馨香，其
香氣更似一層層薄紗，包圍
壟罩那撥撩著薰衣草前行的旅
人，伴隨著夕陽餘暉，讓人倍
感自在與和諧。

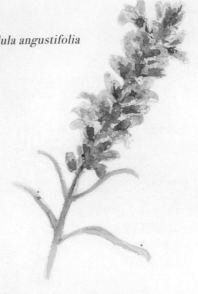

● 精油

植物科別　唇型科

萃取部位　花與莖葉（蒸餾法）

氣味強度　中等

療癒本質　中階

香氣特徵　強大藥草香氣

化學屬性　酯類＜50%、單萜醇＜42%、單萜烯＜5%、單萜酮＜4%、倍
　　　　　　半萜酮＜2%、氧化物＜2%

調油搭檔　佛手柑、快樂鼠尾草、天竺葵、廣藿香、松、迷迭香、檀
　　　　　　香、百里香

療癒性質　鎮靜止痛、抗憂鬱、緩風濕、解痙攣、殺菌抗病毒、祛痰、
　　　　　　緩充血

―――――― ● **療癒目標** ――――――

循環系統
降血壓、促血循流暢，尤以高血壓、靜脈曲張、痔瘡及水分滯留

消化系統
舒緩絞痛，消化不良、胃腸脹氣、胃灼熱、噁心

荷爾蒙系統
通經、月經前期綜合症、清潔殺菌、舒緩痙攣疼痛

免疫系統
一般感冒與流感照護

肌肉系統
舒緩肌肉酸痛和緊繃，關節處止痛

神經系統
平衡中樞神經，有效止痛，抑鬱緩解，失眠，偏頭痛，神經緊繃與緩解
壓力相關問題

呼吸系統
哮喘、支氣管炎、咳嗽、鼻竇炎之協助照護

皮膚系統
適合所有皮膚類型，幫助肌膚癒合再生

―――――― ● **安全規範** ――――――

懷孕初期忌用

【 情緒洞悉 · 包容 】
展開包容的臂膀，撫平悸動後的惆悵。

Bergamot

佛手柑

拉丁學名：*Citrus bergamia*

佛手柑的外貌與一般柑橘類果
實截然不同，有著坑坑巴巴的
綠色表皮及特殊的雙子葉外
觀，其生長需要一定的氣候及
土壤環境，猶如佛手柑的氣味
有著一定的堅持框架。直覺、
果斷，卻又富含對於生命的憧
憬與期望，是古歐洲早期用以
調製馨香的主要品項。

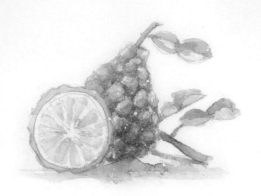

● 精油

植物科別	芸香科柑橘屬
萃取部位	果皮（冷壓法）
氣味強度	中等
療癒本質	前階
香氣特徵	清新柑橘香氣略帶花香，優雅甜美朝氣蓬勃
發源生長	義大利、巴西
化學屬性	單萜烯＜48%、酯類40%、單萜醇＜18%、香豆素＜3%
調油搭檔	甜橙、花梨木、橙花、薰衣草、香桃木、依蘭、岩蘭草、檀香
療癒性質	極佳抗感染、尿道感染照護、緩解憂鬱與焦慮、皮膚養護

―――――――――――――― ◆ 療癒目標 ――――――――――――――

泌尿／生殖系統

對於尿道與生殖器具有強大的親和力，古早用以治療膀胱炎及尿道炎（古法是搭配洋甘菊、檀香與茶樹）、抗感染、外陰搔癢

神經系統

可同步處理生理和心理症狀（極佳緊張、焦慮護理），厭食症、舒緩緊張與焦慮，振奮精神，止痛

消化系統

調整食慾、改善飲食習性不良，口腔感染，痔瘡，驅逐腸道寄生蟲，刺激膽汁分泌、改善膽結石現象

免疫系統

抗菌、抗病毒，水痘、帶狀泡疹（搭配尤加利處理第一型單純性口唇皰疹）

其　　他

空氣淨化、驅蟲、除臭

―――――――――――――― ◆ 安全規範 ――――――――――――――

1　嚴重光敏反應（市售去除感光反應之佛手柑腦，稱之為FCF）
2　欲改善佛手柑光敏致癌特性，最好將劑量控制在2%以下，對光線較無反應

【情緒洞悉·抉擇】
陰霾漸散，朝氣蓬勃迎向烈日曙光。

Jasmine

小花茉莉

拉丁學名：Jasminum sambac

小花茉莉又分為阿拉伯茉莉及
中國茉莉，有別於大花茉莉的
濃烈陽剛氣息，小花茉莉有著
極其細緻優雅的香味。透過
月光，白色花朵在夜裡肆意
綻放，香氣越顯強郁且隨風蕩
漾，飄過原野越過小溪，華麗
烙下自信迷人的張揚。

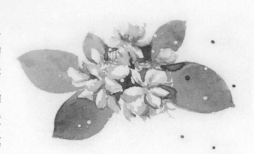

● 精油

植物科別	木樨科素馨屬
萃取部位	花朵（脂吸法、溶劑萃取）
氣味強度	前味
療癒本質	基調
香氣特徵	暖性溫潤、氣息宜人
化學屬性	苯基酯15%、酯類35%、單萜醇18%、倍半萜醇4%、倍半萜酮4%
調油搭檔	佛手柑、乳香、天竺葵、橙、橙花、玫瑰草，玫瑰，花梨木，檀香
療癒性質	極度鎮定、緩壓抗憂鬱、止痛、解痙攣、祛痰、利子宮

🌢 療癒目標

生殖／內分泌系統

緩解疼痛（月經痛、分娩陣痛）、促進子宮機能維持正常收縮、催情
（女性冷感、產後失調，男性機能不舉）

肌肉／骨骼系統

緩解肌肉僵硬、疼痛

神經系統

安撫中樞神經、緩解抑鬱、針對神經衰弱、緩解壓力相關問題

呼吸系統

止咳化痰、感冒、咽喉炎

皮膚系統

居家護膚保養聖品，對所有皮膚類型皆有幫助，尤以乾燥敏感照護

🌢 安全規範
---

1 懷孕初中期忌用
2 低濃度使用，否則其濃郁氣息不僅掩蓋他種品項，且易導致噁心感受

【情緒洞悉 · 自信】

懷抱祝福，呈現獨我的純淨與自信。

Wintergreen

白珠樹（冬青）

拉丁學名：Gaultheria procumbens

低矮常青樹種，盤踞在嚴峻高
海拔山坡，以優雅姿態點綴著
高空的寂靜與濕冷，吊鐘形白
花將結出一串串紅色漿果。屬
於強大療癒型藥草植物，普遍
廣泛使用於日常居家，沿用植
物本身特質，展現強韌驅逐保
衛力量。

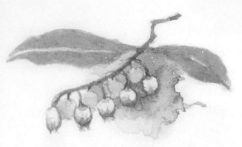

◆ **精油**

植物科別　杜鵑花科白株樹屬

萃取部位　葉片（蒸餾法）

氣味強度　前味

療癒本質　前調

香氣特徵　醫藥味氣息濃厚，果決特色強烈

化學屬性　水楊酸酯95%、單萜醇4%、單萜烯＜1%、醛＜0.5%

調油搭檔　絲柏、迷迭香、檸檬、薰衣草、樺木、葡萄柚、黑雲杉

療癒性質　止咳怯痰、抗凝血、風濕性關節炎、神經性疼痛、理肝保
　　　　　　　健、收斂止血

──────── ● 療癒目標 ────────

肌肉系統

消炎、止痛（植物性阿斯匹靈）、化瘀、風濕性關節炎、肌肉痠痛、消除腫脹

循環系統

發紅劑、促循環、改善手腳冰冷

消化系統

激勵肝臟、消化不良緩解、怯風、助代謝

其　　他

擴張血管（高血壓）、減緩經痛、抗痙攣

──────── ● 安全規範 ────────

1　忌長時間使用，也需注意劑量法則，宜＜0.5%
2　富含高濃度甲基水楊酸（似阿斯匹靈），使用過量極具危險，應多加小心

【情緒洞悉】
清晰暢快、勇於突破鑲嵌的枷鎖。

Grapefruit

葡萄柚

拉丁學名：Citrus x paradisi

葡萄柚的香氣清新怡人，猶如滿
山遍野的孩子，儘管盡情奔跑跳
躍，沿途撿拾松果葉瓣，享受與
大自然融為一體的分分秒秒，感
受著自身的呼吸與心跳，直到喜
悅歡樂已深深駐足於每個細胞，
牽動的笑容投影，照射出一片幸
福的溫暖陽光。

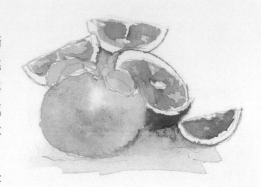

● **精油**

植物科別	芸香科柑橘屬
萃取部位	果皮（冷壓法）
氣味強度	前味
療癒本質	前調
香氣特徵	炙陽下的溫潤果香，愉悅隨心散播著
化學屬性	單萜烯95%、醛1%、香豆素＜0.5%
調油搭檔	薰衣草、花梨木、天竺葵、玫瑰草、迷迭香、檀香、依蘭
療癒性質	調理體液停滯、蜂窩組織炎、利尿、解毒、緩解肌肉僵硬疼痛、助消化

◆ 療癒目標

免疫系統

利尿、消水腫促代謝、刺激淋巴系統功能、蜂窩組織炎，一般感冒、流行性感冒、提振人體免疫機制

肌肉系統

止痛、促循環，消彌肌肉僵硬與疲勞、排除乳酸、增加肌耐力

皮膚系統

油性、調節皮脂油質分泌、面皰、若是油性頭皮屑可與茶樹一同使用

消化系統

幫助消化、激勵肝臟製造膽汁以利分解脂肪，具肝臟解毒功能，緩解膽結石症狀，食物中毒

神經系統

抗憂鬱、緩壓力、病後照護、恢復元氣、調理季節性情緒失調（S.A.D.）、調節中樞神經、提振活化，緩解頭痛、偏頭痛

◆ 安全規範

使用後避免過度陽光照射

【情緒洞悉‧駐足】
沐浴在燦爛陽光下，純粹做自己。

Lemon

檸檬

拉丁學名：*Citrus limonum*

檸檬的酸楚、正是炎熱盛夏的
珍寶，得以撥撩停滯、疏通阻
塞，那紛擾無邊的思緒瞬間透
析，在迂迴蜿蜒的迷宮步道
裡，披荊斬棘、開闢一條迎向
希望與夢想的捷徑，沿途有著
檸檬馨香伴隨，讓恐懼不再、
任由美好的回憶蜂擁相伴。

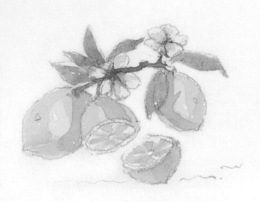

● **精油**

植物科別	芸香科柑橘屬
萃取部位	果皮（冷壓法）
氣味強度	前味
療癒本質	前調
香氣特徵	清新果香、帶著淡淡的酸楚、蘊含清新提振氣息
化學屬性	單萜烯＜85%、醛類6%、倍半萜烯5%、單萜醇5%、香豆素＜1%
調油搭檔	其他柑橘類、薰衣草、花梨木、玫瑰草、迷迭香、香茅
療癒性質	強效殺菌、提振免疫、傳染病症照護、退燒、傷口護理

──────── ● 療癒目標 ────────

免疫系統

刺激白血球活性、提振人體免疫機制,細菌、病毒型疾病照護(傷風、肺結核、瘧疾、梅毒等),一般/流行性感冒

肌肉系統

幫助乳酸代謝、溫和止痛(風濕性關節炎、痛風、尿酸堆積)、軟化脂肪

消化系統

維持消化系統酸鹼性、緩解胃酸過多、胃痛、潰瘍,調順消化系統,肝臟、胰臟功能維持

循環系統

改善高血壓、避免動脈粥樣硬化、舒緩靜脈曲張、代謝人體毒素

皮膚系統

美白、收斂、增進皮膚光澤、減少油質過度分泌,雞眼、瘤、疣照護,抗老化

──────── ● 安全規範 ────────

1 注意其光敏反應,對於過敏性膚質極易導致刺激或敏感反應
2 必須注意其濃度稀釋,以低劑量使用;按摩時建議濃度不超過1%,泡澡時僅需1-2滴並與基質充分乳化

【情緒洞悉・透析】
擺脫噩夢、專注一切美好。

Orange, sweet

甜橙

拉丁學名：Citrus sinensis

甜橙的香氣甜美誘人，總夾帶著
家庭的溫度與呵護，好似兒時牙
牙學語、放手邁開大步、體驗人
生第一場慶祝，感受那最幸福愉
悅的時刻。總總一切堆砌了成
長，也成就了而今的自己，所有
美好的經歷將成為人生路途的養
分，催動著、更訴說了心中的無
限感恩，和對於愛無條件地接納
且收藏於心。

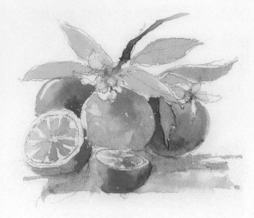

🌢 精油

植物科別	芸香科柑橘屬
萃取部位	果皮（冷壓法）
氣味強度	中等
療癒本質	前中調
香氣特徵	甜美馨香、溫暖圓潤，使人感到心情愉悅
化學屬性	單萜烯＜95%、單萜醇5%、脂類＜1%
調油搭檔	橙花、桔、薰衣草、乳香、肉桂、丁香、檸檬
療癒性質	健胃助消化、鎮靜、抗憂鬱、緩解痙攣、安眠、季節性沮喪照護

──────────── ◆ 療癒目標 ────────────

免疫系統

提振免疫機能、慢性疲勞症候群、神經止痛（紅斑性狼瘡）、退燒

神經系統

極佳抗憂鬱特性、舒緩情緒緊張所產生的頭痛與偏頭痛，搭配腹式呼吸
調理以有助血壓緩解，安撫鎮定情緒性失眠與精疲力竭現象

肌肉系統

極具止痛、消炎療效，尤以肌肉痠痛與痙攣，扭傷拉傷等一般性運動傷
害

消化系統

暈車，健胃助消化、溫和緩解胃腸不適症狀（連嬰幼兒均可使用），情
緒失衡造成腹瀉健胃助消化、脹氣、消化不良、食慾欠佳等皆有幫助

皮膚系統

促排汗、代謝皮脂髒汙（粉刺、痘痘），濕疹、牛皮癬、橘皮組織，以
及油性頭皮屑／減少掉髮也有幫助

──────────── ◆ 安全規範 ────────────

注意其光敏反應，儘管溫和但仍對於過敏性膚質亦可能導致刺激或敏感反
應

【情緒洞悉・呵護】
　童稚情感，帶著滿滿喜悅與全然信任。

Silver Fir

歐洲冷杉（銀樅）

拉丁學名：*Abies alba*

氣息冷峻清冽的歐洲冷杉屬於
耐陰樹種，其樹冠稠密，樹葉
背面的兩條銀白色的氣孔帶，
在陽光照射下輝印出絲縷光
芒，故又有「銀冷杉」之別
名。歐洲冷杉極具個人特色，
不僅有著冷杉家族對於呼吸照
護的自癒提振，卻更加溫和且
不過度干擾神經運作，極適合
於夜間作為呼吸保健用油。

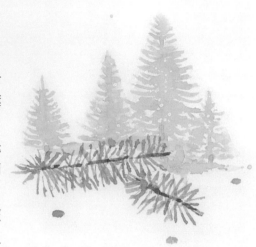

● 精油

植物科別	松科冷杉屬
萃取部位	針葉細枝（蒸餾法）
氣味強度	中等
療癒本質	中調
香氣特徵	清新遼闊森林氣息
化學屬性	單萜烯90-95%、酯類8%、單萜醇2%、倍半萜烯＜2%
調油搭檔	薰衣草、甜馬鬱蘭、茶樹、甜橙、雪松、香桃木、迷迭香
療癒性質	提振免疫、止痛、消炎、平衡皮脂分泌、流行性病症、呼吸道感染

───────── ◗ 療癒目標 ─────────

肌肉系統

極佳止痛、消炎特性，尤以風濕性關節炎、肌肉層乳酸代謝、促循環、
疼痛緩解、筋骨僵硬、增加肌力等

呼吸系統

抗黏膜發炎、消炎抗菌、淨化，針對一般性感冒或流行性感冒及慢性等
綜合性呼吸病症皆有幫助

神經系統

抗憂鬱沮喪、提振精神、幫助煩躁憂愁等負面能量煙消雲散

皮膚系統

具消毒抗菌特性、平衡皮脂分泌，尤以皮酯分泌失衡之肌膚出油、濕
疹、牛皮癬、油性頭皮屑等

───────── ◗ 安全規範 ─────────

仍須注意其濃度稀釋，維持低劑量使用

【 情緒洞悉 · 遼闊 】

挑高駐足，自在遼闊且保有界線。

Black Spruce

黑雲杉

拉丁學名：*Picca mariana*

黑雲杉透露著曠野空靈的清新與
木質香氣，在高山峻嶺裡揮灑著
鼓舞振奮的氣息，儘管幼時矮小
毫不其眼，卻能在長成之後一躍
成為山林間的霸主，在遼闊的天
地間向陽佇立。用於精疲力竭與
過度疲憊之精神耗弱，極具正向
與引導推動力量。

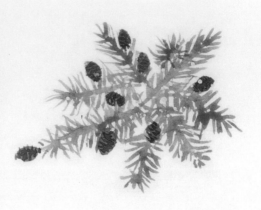

◆ **精油**

植物科別	松科雲杉屬
萃取部位	針葉與嫩枝（蒸餾法）
氣味強度	前味
療癒本質	前調
香氣特徵	極富獨特香氛表徵，甜甜香息略顯微涼張力，其淡雅木質馨香極為動人
化學屬性	單萜烯55%、酯類30-37%、倍半萜烯2%、倍半萜醇1%
調油搭檔	羅馬洋甘菊、橙花、雪松、花梨木、檀香、桔
療癒性質	身心滋補、具類荷爾蒙、抗痙攣、抗感染、皮膚照護、甲狀腺機能保健

◐ 療癒目標

免疫系統

極佳抗感染、抗真菌、抗寄生蟲與抗空氣中病菌特性,對於流行性傳染病毒之防禦劑具增強免疫特性

內分泌系統

具類可體松、有助腦內邊緣系統中丘腦與下丘腦之訊息傳遞,施予荷爾蒙調節,尤以腦下垂體對於腎上腺及卵巢備受激勵

神經系統

神經滋補劑,平衡調節人體神經架構,抗痙攣,補強神經耗弱現象

皮膚系統

消炎殺菌、調節皮脂分泌,粉刺、面皰、油性肌、乾性濕疹、牛皮癬、油性及乾性頭皮屑

肌肉系統

止痛、抗痙攣極具功效,肌肉痠痛、乳酸堆積、痙攣舒緩、扭傷／拉傷緩解

呼吸系統

良好的抗感染與清潔殺菌特性,一般感冒／流行性感冒之呼吸道感染、慢性咳嗽／百日咳等

◐ 安全規範

無

【 情緒洞悉 · 鼓舞 】
撥雲見日,轉機就在前方。

Juniper Berry

杜松漿果

拉丁學名：*Juniperus communis*

杜松屬於小型常綠灌木，其木質
堅硬、葉成針狀，在在表現出植
物的防禦與張狂，它的保衛氣息
遍佈全身，但卻有著不同的主
張，針葉的香氣溫暖強悍，然而
漿果的氣味溫馴卻更顯朝陽，蘊
含著強大的力量，去驅逐淨化那
負面渲染的繁雜。

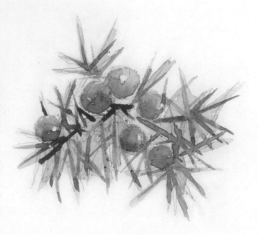

◆ **精油**

植物科別	柏科刺柏屬
萃取部位	漿果（蒸餾法）
氣味強度	中等
療癒本質	中調
香氣特徵	木質馨香、擁有類似松酯般氣息，提振精神
化學屬性	單萜烯50-82%、倍半萜烯＜10%、倍半萜醇＜6%
調油搭檔	檸檬、茶樹、鼠尾草、迷迭香、乳香、桔、葡萄柚、絲柏
療癒性質	利尿、防腐、收斂、殺菌抗感染、排毒、通經、滋養

──────── ◆ 療癒目標 ────────

免疫／淋巴系統

利尿、預防體液停滯、消水腫、殺菌、抗感染。病後滋養照護

泌尿／生殖系統

具調順特性，針對膀胱炎、腎盂炎、尿道結石極具功效。調理尿液停滯（前列腺腫大），經血不足或週期失調

皮膚系統

排毒淨化、各種皮膚病症（濕疹、皮膚炎、牛皮癬）、收斂殺菌、蜂窩性組織炎、橘皮組織

骨骼系統

風濕症、關節炎、痛風

循環系統

止血、收斂（痔瘡）

──────── ◆ 安全規範 ────────

1 以低劑量使用，高劑量容易導致腎臟過度負荷而造成傷害（宜避免使用單一以枝幹萃取的杜松精油）
2 孕期、腎臟病、腎臟炎者忌用，體弱者、老人、小孩酌量使用

【 情緒洞悉 · 淨化 】
展現大雨沖刷後的清晰與淨化驅逐的力量。

Cypress

絲柏（柏樹）

拉丁學名：Cupressus sempervirens

絲柏象徵著永生，更帶來強大
的神聖力量，拓展舒張了邁向
永生的渠道，疏通了複雜交錯
的神經與脈絡，蜿蜒寧靜地流
淌著，緊緻與疏鬆交織，創造
著生生不息的奇蹟，也復甦強
大了生命的本質與力量。

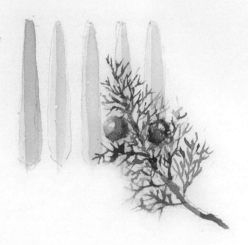

◆ 精油

植物科別	柏科柏屬
萃取部位	枝葉與毬果（蒸餾法）
氣味強度	中等
療癒本質	中調
香氣特徵	新鮮、朝陽般煙燻氣息、喜悅孕育新生
化學屬性	單萜烯70%、倍半萜烯＜5%、倍半萜醇4%、酯類＜4%
調油搭檔	茶樹、尤加利、杜松、葡萄柚、檸檬、洋甘菊、快樂鼠尾草
療癒性質	收斂、止汗、體液驅逐、止痛、循環代謝

◆ 療癒目標

呼吸系統

抗痙攣、哮吼／氣喘、百日咳、支氣管炎、肺炎、肺結核等急或慢性病症緩解

免疫／淋巴系統

收斂（止血性佳）、消水腫（含括缺水性水腫）、促循環、靜脈曲張

生殖系統

止痛（經痛）、減少不正常出血（更年期失調、經血過多）、具類雌激素、幫助卵巢機能、調理經前症候群，緩解攝護腺腫脹

皮膚系統

收斂、止汗（尤以止腳汗最為顯著）、油質分泌旺盛、狐臭

神經系統

緩解神經中樞、抗焦慮、壓力、恐懼、精神緊繃，消弭過度緊張、強迫行為、癮癖造成的情緒失衡

其　　他

驅蟲、除臭（貓狗）

◆ 安全規範

乳房腫瘤與婦科癌症忌用，孕期忌用

【情緒洞悉‧疏通】
疏通流動、淨化重生。

Angelica

歐白芷根

拉丁學名：Angelica archangelica

歐白芷根富含繖型科家族的特色與個性，每到夏季繁花盛開，那圓形龐大的簇生花序，緻密纍纍的種子將帶來無限生機。在中世紀、歐白芷根協助人們戰勝瘟疫，解救了無數的生命，其濃烈厚重的藥材氣味，滋補著身心、也增強提振了免疫，活血行氣、不只奠基信念，更保衛鼓舞著生活的動力。

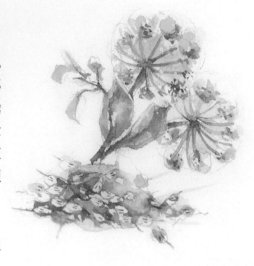

💧 **精油**

植物科別	繖型科當歸屬
萃取部位	根部（蒸餾）
氣味強度	前味
療癒本質	中調
香氣特徵	甜中帶澀、淡淡果香混和泥土清香
化學屬性	單萜烯75-90%、倍半萜烯12-14%、倍半萜醇8%、香豆素＜3%、苯基酯2%
調油搭檔	玫瑰、天竺葵、洋甘菊、花梨木、薰衣草、甜茴香、歐薄荷
療癒性質	延年益壽、利肝肺、滋補元氣、不孕（通經）、抗凝血、病後調理

──────────── ● 療癒目標 ────────────

神經系統

中樞神經、抗焦慮、緩壓解驚嚇、助眠、改善神經耗弱、尤以心因性頭痛及偏頭痛

消化系統

抗痙攣（腸胃）、助消化、消脹氣、胃潰瘍、噁心嘔吐、食慾不佳（厭食症）

呼吸系統

傷風感冒、肺臟保健、支氣管炎、祛痰、乾咳

免疫／淋巴系統

排毒、利尿、促進淋巴代謝、幫助排泄老廢毒物（肝臟、腎臟及皮膚）

循環系統

舒緩尿酸、風濕症、關節、蜂窩組織炎不適現象

──────────── ● 安全規範 ────────────

1 低劑量使用、具強烈光敏性（其光敏性與佛手柑雷同，需注意避免陽光照射）

2 孕期、嬰幼孩童忌用

【情緒洞悉 · 生命力】
滋補提振、鼓舞撼動生命力。

Frankincense

乳香

拉丁學名：Boswellia carterii

乳香生長在貧瘠的土壤，卻有
著自我療癒的強大力量，每當
樹皮破損、皮表就會流出汁
液，待接觸空氣、汁液就會凝
結形成樹脂，樹脂的香氣充滿
神聖的護持，瀰漫在空氣中帶
來莫大安穩沉靜氣息。

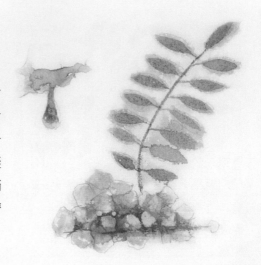

💧 **精油**

植物科別	橄欖科乳香屬
萃取部位	樹脂（蒸餾）
萃取方式	蒸氣蒸餾法
氣味強度	中等
療癒本質	基調
香氣特徵	淨化冥想、神聖木質香氣
化學屬性	單萜烯40-70%、酯類12%、單萜醇4%、倍半萜烯3%、倍半萜醇＜1%
調油搭檔	黑雲杉、佛手柑、甜馬鬱蘭、橙花、檀香、沒藥、廣藿香
療癒性質	深度呼吸調整、呼吸系統照護、抗腫瘤、癒合傷口、增強免疫

—— ◑ **療癒目標** ——

呼吸系統

對於呼吸道感染極具成效，肺部殺菌劑、緩解咳嗽／抗平滑肌痙攣、化痰、降低黏膜炎、氣喘、鼻竇炎（感染）、舒緩鼻淚管阻塞

泌尿／生殖系統

極具影響力，有調順子宮作用（孕期也極為安全），擅長處理生殖系統感染（白帶）、調理產程子宮收縮強度，經痛經血過多也有幫助

皮膚系統

老化回春、細胞修護（痘疤、傷疤）、幫助肌膚恢復彈性、減少臉部肌膚鬆弛、撫平細紋（妊娠紋）

神經系統

振奮活力、集中專注力、安撫情緒、避免焦慮、安眠

其　　他

當作香料或用以防腐。搭配金盞花油用以修護哺乳期乳頭發炎現象

—— ◑ **安全規範** ——

無

【情緒洞悉・守護】
　守護、護持安穩沉靜的力量。

Pepper, black

黑胡椒

拉丁學名：*Piper nigrum*

黑胡椒來自於開花藤蔓的胡椒科
果實，它陽剛的氣味充斥著溫暖
辛辣的氣息，消弭了脹氣也暖活
了腸胃，更緩解沮喪亦激活振奮
情緒的盼望，帶著生生不息的活
躍熱力，彰顯對於生活永不懈
怠，信心充沛、跨步邁前，朝著
目標前行而努力。

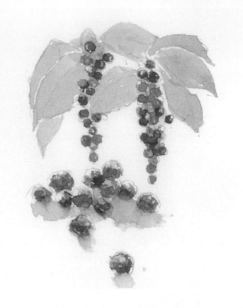

💧 精油

植物科別	胡椒科胡椒屬
萃取部位	乾燥種子（蒸餾）
氣味強度	前中味
療癒本質	中調
香氣特徵	積極正向、散佈溫暖活力馨香
化學屬性	單萜烯40-60%、倍半萜烯30-35%、倍半萜醇8%、氧化物＜5%
調油搭檔	歐薄荷、迷迭香、薑、薰衣草、馬鬱蘭、甜茴香、貞節樹
療癒性質	促進機能活絡、止痛、祛痰、活化肝臟機能、退燒、催情、促發汗

◆ 療癒目標

循環／淋巴系統

軟化脂肪、利尿（激勵腎臟、舒緩風濕性關節炎）、退燒，抗菌／
抗真菌（超級細菌），抗黏膜感染（呼吸／生殖泌尿）、止咳化痰

消化系統

抗痙攣、驅風排氣、消化道疾病（主要用以促進腸胃蠕動）、益脾臟
（影響紅血球細胞生成，因此對於貧血極具幫助）

肌肉系統

緩解肌肉痠痛、僵硬與疲憊，訓練增進肌耐力、減少過度耗損之疼痛

其　　他

催情（性冷感）、緩焦慮、抗氧化／腫瘤（輔助乳房、卵巢、攝護腺、
胰臟等理療）

◆ 安全規範

1 強烈紅皮劑
2 過量易造成肌膚刺激及腎臟受損，因此需注意調配劑量，嬰幼兒、孕產
　婦、體虛者應更加注意

【情緒洞悉・激活】
　跳脫不變思維，熱情振奮迎向新生。

Myrrh

沒藥

拉丁學名：*Commiphora myrrha*

沒藥來自於橄欖科灌木或喬木
沒藥樹之樹皮所流出的樹脂，
用以覆蓋樹幹上裂出的開口，
來修護並保護自身的健康。沒
藥的氣息清淡深遠，不僅穩定
心神更得以清澈心緒、用以開
拓靈性覺知，故古時沒藥多屬
於祭祀聖品，是與神靈溝通的
絕妙管道。

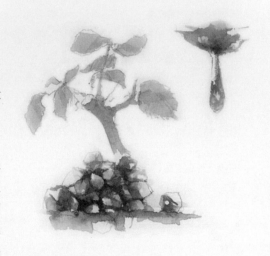

◆ 精油

植物科別	橄欖科沒藥屬
萃取部位	樹脂（蒸餾）
氣味強度	後味
療癒本質	基調
香氣特徵	微苦樹脂氣味，略帶淡淡碘酒馨香
化學屬性	倍半萜烯70%、倍半萜酮8%、倍半萜醇6%、單萜酮5%
調油搭檔	乳香、檀香、月桂、丁香、茶樹、羅馬洋甘菊、薰衣草、歐薄荷
療癒性質	極佳免疫保健、調節甲狀腺、保護肝臟、抑制性慾

◆ 療癒目標

免疫系統

促白血球增生，提升人體免疫機能，滅菌（細菌／黴菌）、抗感染、抗病毒、消弭寄生蟲，增進體能活力。胸腔感染、鼻／喉黏膜炎、急／慢性支氣管炎、感冒，化痰、收斂特性極佳，輔助腫瘤治療

皮膚系統

極佳抗黴菌功效，可當作應到灌洗劑以治療陰道炎。改善濕疹及黏膜性潰瘍及具成效（針對口腔潰爛使用沒藥酊劑效果顯著），牛皮癬、帶狀皰疹、口腔型泡疹，乾性禿髮

消化系統

利胃腸、解毒殺菌，病毒型肝炎後遺症、腹瀉、痢疾、食物中毒、痔瘡，口臭、牙周病症亦極具幫助

內分泌系統

類荷爾蒙、調節人體機能及緩和甲狀腺亢進，調經，通經（止痛）。

其　　他
止痛（作用於鴉片受體）

◆ 安全規範

1 孕期、哺乳期忌用
2 服用降血糖或抗凝血藥物時，應審慎使用

【情緒洞悉·修護】
靈性覺醒，釋放不敢言愛、長期備受嵌制的心靈。

Valerian

纈草

拉丁學名：*Valeriana officinalis*

有著與氣味截然不同的美麗花朵，其根莖部氣味極其濃烈，卻是失眠與躁動最好的良方，用以緩解焦慮憂鬱，放鬆生理的緊繃與心底的恐懼。在歐洲、因纈草主要作用於中樞神經，故已普遍被當作安眠鎮定的草藥首選，在民間稱之為「睡草」。

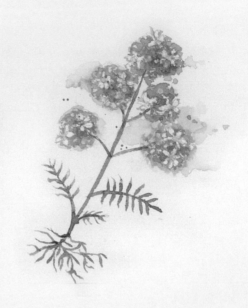

───────── 🌢 精油 ─────────

植物科別	敗醬科纈草屬
萃取部位	根部（蒸餾）
氣味強度	前中味
療癒本質	中調
香氣特徵	富含濕潤大地氣息，具藥草強烈氣味
化學屬性	倍半萜烯11%、單萜烯38%、酯類15-25%、倍半萜酮18%、醛15%
調油搭檔	岩蘭草、馬鬱蘭、牛膝草、德國洋甘菊、尤加利、歐薄荷
療癒性質	極度鬆弛、調理睡眠障礙、改善慌亂及焦慮感、放鬆肌肉、調節體內環境恆定、健胃整腸

---------- ● 療癒目標 ----------

神經系統

中樞神經鎮定劑、緩解憂慮與恐懼（歇斯底里、神經衰弱、精神耗弱）、抗痙攣（抽蓄、癲癇）、催眠鎮定劑，止痛（頭痛、牙痛、神經痛），過動症

免疫系統

免疫滋補劑、發汗劑（降溫）、消炎（抗風濕）、抗菌、抗頭皮屑

消化系統

健胃劑、消脹氣、促進腸胃蠕動。腸躁保健

生殖系統

調經、止痛（麻醉特性）

---------- ◆ 安全規範 ----------

1 孕期忌用

2 避免與安眠鎮定安眠藥物合併使用，亦避免過量，恐導致頭昏、頭痛、噁心等危害。勿長時間使用

【情緒洞悉‧接納】

穩健踏實、摒除一切雜念與妄想。

Verginian Cedarwood

維吉尼亞雪松

拉丁學名：*Juniperus virginiana*

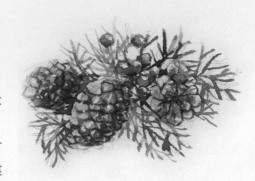

維吉尼亞雪松又稱之為香柏，
屬柏科之高大樹種，其紅色木
心萃取具有淡雅的松脂氣息，
材質堅硬更具防腐特性，從古
自今多砍伐作為最佳選擇的建
築材料。氣味有著熟悉的鉛筆
氣息，且寧靜緩心，對於身心
皆具有強大的支持性力量。

--- ● 精油 ---

植物科別	柏科刺柏屬
萃取部位	碎木芯（蒸餾）
氣味強度	中後味
療癒本質	基調
香氣特徵	弗遠遼闊的木質氣息，如同身處深谷秘境
化學屬性	倍半萜烯60%、倍半萜醇32%
調油搭檔	橙花、花梨木、玫瑰、黑雲杉、絲柏、葡萄柚、薰衣草
療癒性質	靜脈滋養、強化神經傳導、抗憂鬱

———————————— ● 療癒目標 ————————————

呼吸系統

抗黏膜、呼吸照護、咳嗽、急／慢性支氣管炎

神經系統

抗沮喪、抗焦慮、安撫鎮定相關神經緊繃病症、強化恢復神經傳導

循環系統

補強靜脈、暢通靜脈阻塞，提振人體排毒機制

皮膚系統

極佳收斂劑、去油補水、使毛孔通透，針對粉刺、痘痘、脂漏性皮膚炎、油性頭皮、油性脫髮等極具幫助

泌尿／生殖系統

利尿、腎臟修護保健，清潔殺菌（白帶、生殖部感染）

———————————— ● 安全規範 ————————————

無

【 情緒洞悉 · 平衡 】
跳脫虛幻，奠定自我價值。

Ylang Ylang
依蘭

拉丁學名：*Cananga odorata*

依蘭的氣味獨特撫媚，得以喚
醒身為女性的喜悅，且觸動著
對於愛的覺醒與釋放，其香氣
迷醉動人，是歐美香水調製最
為重要的香料之一，故俗名又
稱作「香水樹」。具有極佳安
撫鎮靜特性，對於抗燥、解憂
鬱亦極有成效。

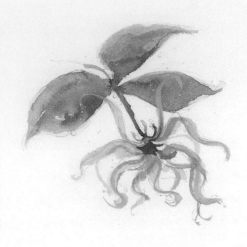

🌢 精油

植物科別	番荔枝科依蘭屬
萃取部位	花朵（蒸餾），依蘭的質材具充沛精油成分，以蒸氣蒸餾法可連續萃取數天之久，再依照其出產時間以分類成特級（Extra）、完整（Complete）及 I 、 II 、 III 共五個等級
氣味強度	中等
療癒本質	中調
香氣特徵	濃郁異國香氣、情慾動人
化學屬性	倍半萜烯36%、單萜醇22%、苯基酯20%、醚類9%、酯類7%
調油搭檔	佛手柑、葡萄柚、檸檬、香蜂草、橙花、橙、廣藿香、玫瑰、花梨木
療癒性質	抗憂鬱、抗菌、催情、降低血壓、鎮靜

◆ 療癒目標

神經系統

止痛、抗痙攣、平衡神經、促進腦內啡生成與血清素製造。安撫鎮靜、緩解心悸、提振副交感神經機能。安撫受驚嚇、打擊與焦慮

生殖系統

催情壯陽（抗憂鬱），改善性冷感、緩解性功能障礙

循環系統

降低血壓，糖尿病照護

皮膚系統

平衡油質分泌，護理極乾、極油膚質

◆ 安全規範

使用過度可能導致頭痛和反胃。亦可能會刺激敏感肌膚，故不建議用在發炎的肌膚及濕疹上

【情緒洞悉・愛】
善待自己，開拓愛人與被愛的感官知覺。

Ginger

薑

拉丁學名：*Zingiber officinale*

薑常作為食補食材及茶飲享用，從古自今在東西方皆廣為應用於日常生活家居，用以在冬日給予溫暖，於夏季恆定人體溫度與血循。根部萃取，有著極度強大的大地能量，足以孕育豐富生命，鼓舞著前行的動力與深信不已的勇氣。

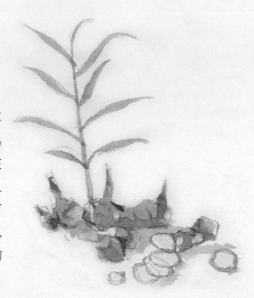

◆ 精油

植物科別	薑科薑屬
植物萃取部位	根部（蒸餾）
氣味強度	前味
療癒本質	中調
香氣特徵	熱性溫潤、略帶辛辣馨香氣息
化學屬性	倍半萜烯55%、單萜烯20%、醛類10-18%、氧化物2%、倍半萜醇＜1%
調油搭檔	甜橙、甜茴香、甜羅勒、歐薄荷、肉桂、迷迭香、佛手柑
療癒性質	祛寒、抗風濕、健胃、養肝、助消化、止吐、止痛、化痰

♠ 療癒目標

消化系統

極佳抗痙攣，養肝、祛脹氣、消弭胃腸不適、暈車、噁心（包括害喜），食物中毒

肌肉／骨骼系統

促進循環活絡，抗痙攣、去風濕、強化關節機能、恢復肌肉疲勞、疼痛照護（拉傷、扭傷、疲勞痠痛）

循環系統

增進循環機制、預防中風（尤以氧氣輸送），針對手腳冰冷、雷諾式症、氣血循環機能不良症狀、靜脈曲張等皆極具功效

其　　他

洋溢熱性溫暖、兼具性機能強化、暖心暖性、恢復疲勞增進感官知覺敏銳

♠ 安全規範

滴量使用，過量恐有皮膚過敏疑慮

【 情緒洞悉 · 溫暖 】

不再沉溺於過往，看清當下且活在當下。

Spearmint

綠薄荷

拉丁學名：*Mentha spicata*

綠薄荷的氣味猶如夏季海風輕
撫，帶來舒適溫潤的身心蕩
漾，消弭烈日豔陽帶來的緊窒
憂煩，儘管放手自在悠遊，時
而撲蝶追逐、時而踱步踩踏著
浪花，身心清風搖曳、自在飛
舞在獨我的時空。

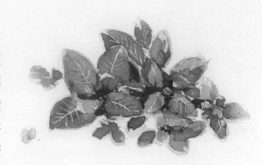

◆ 精油

植物科別　唇型科薄荷屬

萃取部位　全株含花（蒸餾）

氣味強度　前味

療癒本質　前調

香氣特徵　從古自今及廣泛應用口腔保健香氛，微涼、清晰、提神、不
　　　　　　似歐薄荷強烈，倒多了份香草清香

化學屬性　單萜酮55-70%、單萜烯22%、單萜醇2%、倍半萜烯2%、氧
　　　　　　化物＜2%

調油搭檔　薰衣草、甜橙、葡萄柚、迷迭香、茶樹、玫瑰草、佛手柑

療癒性質　消炎殺菌、祛痰、解痙攣、止癢、平衡油脂、促進膽汁分
　　　　　　泌、助消化

◆ 療癒目標

呼吸系統
一般感冒、慢性呼吸系統疾病，氣喘、鼻竇炎、支氣管炎、止咳化痰

神經系統
抗痙攣。止痛、尤以神經性疼痛、頭痛、偏頭痛。提振解憂鬱

消化系統
促進膽汁分泌，調理肝膽機能，調整消化機制，改善消化不良、脹氣、胃酸過多、腹瀉、便秘

皮膚系統
止癢，抑制皮脂過度分泌，油性脫髮、油性頭皮屑，曬傷照護

泌尿／生殖系統
維持系統平衡，利尿、緩解尿液停滯，膀胱炎、腎結石，改善經血量過多與哺乳乳汁過度分泌疼痛現象

◆ 安全規範

1 孕期、哺乳期、嬰幼兒避免使用
2 用於皮膚宜小心劑量致敏

【情緒洞悉・清澈】
伴隨夏季海風輕撫蕩漾，身心頓時舒暢。

Rosemary CT Camphor

樟腦迷迭香

拉丁學名：*Rosmarinus officinalis*

遠在希臘、羅馬時期，人們十
分著迷於迷迭香的提振與醒腦
特性，因此有著民間藥草之王
的別稱，然而、迷迭香更備
受尊崇的是它那神聖富含朝氣
的覺醒，清晰引領著人體的運
作，專注於己身的目標與夢想
實踐，撼動著細胞的活性，並
激勵那停滯已久的心靈。

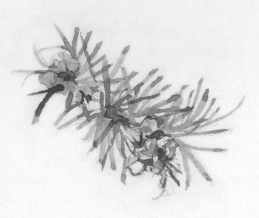

● **精油**

植物科別	唇型科迷迭香屬
萃取部位	全株含花（蒸餾法）
氣味強度	中等
療癒本質	前中調
香氣特徵	醒腦香氛植衝腦際，帶點涼勁清心的薄荷藥草香氛
化學屬性	單萜酮30%、單萜烯40%、氧化物12-14%、單萜醇6%、倍半萜烯4%
調油搭檔	檸檬、甜橙、薰衣草、茶樹、尤加利、蒔蘿、黑胡椒
療癒性質	提振精神、刺激腎上腺，增強記憶，促循環、人體代謝機制維持，止痛，抗痙攣

◐ 療癒目標

神經系統

刺激腎上腺，增進活力，促進機能順暢，緩解壓力、能量賦予。止痛。

皮膚系統

皮下促循環、代謝老化角質、細胞更新修護，粉刺、痘痘、暢通毛孔，
髮質養護，預防脫髮，油性頭皮脫髮、脂漏性皮膚炎

呼吸系統

殺菌、抗痙攣、止咳化痰，呼吸道保健、鼻竇炎

消化系統

促進膽汁分泌、提振肝臟機能，腹痛、腹脹、降低膽固醇、消化不良

循環系統

利尿、促血循、排解體液滯留，緩解風濕、水腫、肌肉乳酸堆積疼痛

◐ 安全規範

1 孕期、哺乳期、嬰幼兒避免使用
2 高血壓、癲癇患者忌用

【情緒洞悉・活躍】
專注活躍、走出霧裡迷障。

Bigroot Cranesbill

大根老鸛草

拉丁學名：*Geranium macrorrhizum*

大根老鸛草是保加利亞原生植
栽，在保加利亞語言裡，代表
著健康的驅動，那濃厚卻穩重
的氣息，加速了細胞的新陳與
代謝，極具抗老回春特性，其
費洛蒙前驅物蘊涵，啟動著生
殖系統的療癒，且遼闊那對於
情感性愛的開拓允許，勇於探
索且任意翱翔。

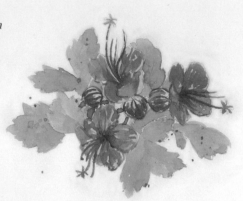

🌢 **精油**

植物科別　牻牛兒科老鸛草屬

萃取部位　全株含花（蒸餾）

萃取方式　蒸氣蒸餾法

氣味強度　後味

療癒本質　後階

香氣特徵　深褐色，充沛甜美木質香氛、帶著些許激勵的感官氣息

化學屬性　倍半萜酮50%、倍半萜醇20%、倍半萜烯15%、單萜烯5%

調油搭檔　花梨木、薰衣草、玫瑰草、檀香、羅馬洋甘菊、永久花、沒
　　　　　　藥

療癒性質　抗腫瘤（大根老鸛草酮）、降血糖、溶解黏液、調整時差、
　　　　　　壯陽

━━━━━━━━━━━━━━ ● 療癒目標 ━━━━━━━━━━━━━━

泌尿生殖

強化女性生殖系統、溶解黏液（分泌物）、性冷感、壯陽、雄性禿

循環系統

降血糖壯陽、維持人體循環代謝機能、分解脂肪

免疫系統

極佳抗氧化特質，針對腫瘤具有抑制功效

呼吸系統

溶解黏液、緩解呼吸道感染、消炎、化痰

━━━━━━━━━━━━━━ ● 安全規範 ━━━━━━━━━━━━━━

無（仍需適度使用）

【情緒洞悉・生機】
展開生命強韌羽翼、極盡展翅翱翔。

Osmantnthus

桂花

拉丁學名：*Osmanthus fragrans*

桂花屬木樨科常綠灌木，花朵
微小卻聚集，香氣濃郁、詮釋
著對於生命困頓的疏通與吶
喊。舒緩著緊繃與疼痛，療癒
了神經情緒的多變，且延展呼
吸的張力，化解慢性疲勞與壓
力的壅塞，釋放嵌制已久的心
靈，並用心體驗、體悟著生命
的不易與喜悅。

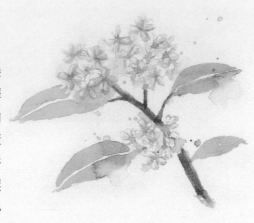

🌢 **精油**

植物科別	木樨科木樨屬
萃取部位	花朵（蒸餾／溶劑）
氣味強度	中味
療癒本質	中階
香氣特徵	深褐色，遼闊的花朵馨香、雅緻迷人
化學屬性	倍半萜酮28%、單萜醇10-15%、內酯10%、苯基酯4%
調油搭檔	月桂、沉香、薰衣草、雪松、乳香、岩玫瑰、萊姆、佛手柑
療癒性質	止痛、安神鎮靜、呼吸療癒、釋壓調理

療癒目標

循環系統
平衡循環代謝機能、除濕、風濕性關節炎、促進關節活絡

消化系統
益脾健胃、消化不良、食慾不佳、胃腸不適舒緩

神經系統
安神、安眠，安撫鎮靜神經、撫平情緒躍動、增進溫暖幸福感受

呼吸系統
傷風感冒、緩解氣管、支氣管痙攣、病中及病後養息

安全規範

無（仍需適度使用）

【情緒洞悉・歇下】
用心體驗感受生命存在的愜意。

Thyme et Linalool

沈香醇百里香

拉丁學名：*Thymus vulgaris*

沈香醇百里香是百里香屬中最為
溫和的品種，但卻極具百里香該
有的抗菌殺菌及抗病毒特性，氣
味較其他百里香溫潤，卻得以周
全呵護並照顧著我們的身心，是
一款同時兼具藥用與烹調使用的
藥草，得以收攏四溢的心神、帶
動瞬間覺醒的勇氣，並全然照護
著周身免疫。

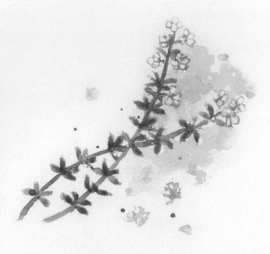

🌢 精油

植物科別	脣形科百里香屬
萃取部位	全株含花（蒸餾）
氣味強度	前味
療癒本質	前調
香氣特徵	藥理草本防禦氣息
化學屬性	單萜醇70-75%、酯類12%、倍半萜烯3%、單萜烯＜2%、單萜酮＜2%
調油搭檔	茶樹、薰衣草、甜橙、檸檬、尤加利、檸檬草、乳香
療癒性質	平衡、殺菌、抗微生物、中樞神經滋養劑、消炎、肺部保健

──────── 🜄 **療癒目標** ────────

免疫系統
抗微生物、抗菌（葡萄球菌）、消滅黴菌（白色念珠菌）、病毒，尤以
口腔炎、細菌及寄生蟲等腸胃型發炎，對傷口癒合極具修護療效，感冒

消化系統
食物中毒、食物不潔造成胃腸不適、嘔吐、腹瀉

呼吸系統
刺激白血球增生，抗感染，極佳肺部抗感染劑、針對各類呼吸道感染很
有幫助（包括口腔、咽喉感染）

泌尿／生殖系統
抗菌佳，尿道炎、膀胱炎、陰道炎

其　　他
刺激人體全身性循環（降血壓）、刺激大腦、增強記憶，預防腐敗

──────── 🜄 **安全規範** ────────

無（沈香醇是百里香中最溫和的品種、不刺激、連幼童都適用）

【情緒洞悉・勇氣】
消弭緊瑟、引爆瞬間覺醒的勇氣。

Tea Tree

茶樹

拉丁學名：*Melaleuca alternifolia*

茶樹於眾多學術研究顯示其擁有
驚人的殺菌能力，得已廣泛使用
於日常或應用於醫療，其氣味舒
暢兼具草葉提振動力，適合稀釋
塗敷及擴香，是家庭必備、最具
寬廣療癒的植物馨香。

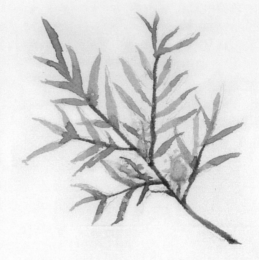

● **精油**

植物科別　桃金孃科白千層屬

萃取部位　細枝葉（蒸餾）

氣味強度　中等

療癒本質　前調

香氣特徵　宜人舒暢青草香，具提神醒腦歡愉特性

化學屬性　單萜醇50%、單萜烯20-25%、氧化物2-6%、倍半萜烯5%、
倍半萜醇2%

調油搭檔　薰衣草、佛手柑、歐薄荷、綠花白千層、丁香、尤加利、香
桃木

療癒性質　消炎殺菌、激勵醒腦、提振免疫機能、流行性感冒、淨化肌
膚

--- ◊ 療癒目標 ---

免疫機能

提振免疫力、幫助人體抵禦外來入侵、增強IgA與IgM提升對抗能力抗菌、抗黴菌、抗病毒（金錢癬、香港腳、念珠菌）。病後調養、預防二次感染

呼吸系統

清潔殺菌、止咳化痰。鼻喉黏膜炎、鼻竇炎、中耳炎等照護

皮膚系統

皮膚病菌感染（帶狀皰疹、水痘、香港腳、牛皮癬）、刺激排汗。粉刺、痘痘、膿包。尿布疹

生殖系統

陰道感染、外陰炎、卵巢充血

--- ◊ 安全規範 ---

無（但仍須避免長期使用，容易導致水油缺乏）

【情緒洞悉・停泊】

給予受驚嚇的心靈一個安適休憩的港灣。

Peppermint

歐薄荷（胡椒薄荷）

拉丁學名：*Mentha piperita*

歐薄荷屬於根莖繁殖，植株矮
小、卻擁有無窮盡強大的療癒力
量，清涼透析的大地氣息，溫潤
疏通、潤澤了生命的新生。激活
停滯不前的步履、提振梳攏呼吸
道的通暢，強力穿透、舒活簇擁
著疲憊不堪的身心。

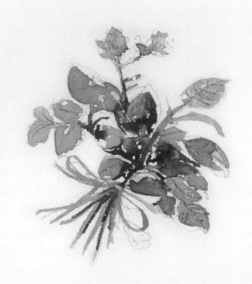

━━━━━━━━━ ● 精油 ━━━━━━━━━

植物科別	唇形科薄荷屬
萃取部位	葉子含花（蒸餾）
氣味強度	前味
療癒本質	前調
香氣特徵	簡潔有力、嗆涼青草香
化學屬性	單萜醇50-60%、單萜酮20-30%、氧化物8%、酯類6%、單萜烯4%
調油搭檔	薰衣草、茶樹、羅勒、檸檬、葡萄柚、快樂鼠尾草、絲柏
療癒性質	養肝利膽、補強胰臟、抗病毒、止痛止癢、荷爾蒙調節

● 療癒目標

消化系統
強力止痛、抗痙攣（胃臟、肝臟及小腸），預防腸絞痛、腹瀉、消化不良肝炎、肝硬化，促進膽汁分泌、利肝臟

循環系統
促發汗，升高血壓，改善貧血

骨骼／肌肉系統
強力止痛、抗痙攣，各種疼痛不適

神經系統
偏頭痛、牙痛、局部神經痛、坐骨神經痛

生殖系統
類荷爾蒙、調節卵巢功能

免疫系統
感冒／流行性感冒、緩解鼻腔阻塞、感冒引起之頭痛與偏頭痛現象

其　　他
活化腦力、使頭腦清晰無雜念，驅蟲

● 安全規範

1 懷孕、哺乳期、嬰幼兒童忌用
2 因屬強效止痛，故使用劑量宜控制，切勿長時間使用

【情緒洞悉‧動力】
　給予心力交瘁的你勇敢向前邁進的動力。

Marjoram, sweet

甜馬鬱蘭

拉丁學名：*Origanum majorana*

甜馬鬱蘭是歐洲常見的香料植
物之一，其香氣溫暖香甜，深
具安撫緩壓特性，多數用來紓
解身心疲憊，看見並接納自
我，拓展生命的喜樂，悠游專
屬於己的幸福。

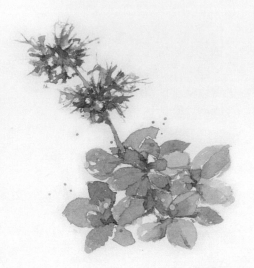

──────── ● 精油 ────────

植物科別	唇形科牛至屬
萃取部位	全株含花（蒸餾法）
氣味強度	中等
療癒本質	中調
香氣特徵	黃色至棕色，溫暖、透徹、略帶胡椒香
化學屬性	單萜醇40-50%、單萜烯10-25%、酯類15%、氧化物＜1.5%
調油搭檔	雪松、花梨木、香桃木、欖香脂、乳香、沒藥、葡萄柚
療癒性質	抗感染、調節自主神經、溫暖心靈、呼吸系統調理、強化神經

● 療癒目標

神經系統

止痛、抗感染、補強神經,提升副交感神經,緩和甲狀腺亢進現象(心悸)。緩解焦慮與壓力

肌肉系統

止痛、抗痙攣、有助血管擴張、改善局部血循不良的肌肉疼痛、風濕、關節炎、背痛、扭傷、拉傷

循環系統

降低血壓、減輕心臟負擔、促進皮下微血管循環、有助老廢物質代謝

呼吸系統

極佳殺菌抗病毒、止咳怯痰,百日咳、鼻竇炎、氣喘、呼吸困難、打鼾照護

消化系統

感染消弭,幫助消化、促進腸道蠕動、減輕腸胃或子宮痙攣

其　　他

抑制性慾、失眠、牙痛

● 安全規範

孕期、哺乳期、低血壓者宜小心使用

【 情緒洞悉 · 寧靜 】

接納自我,沉浸於幸福和愛。

Geranium

玫瑰天竺葵

拉丁學名：*Pelargonium roseum*

玫瑰天竺葵有「窮人的玫瑰」
著稱，帶著優雅玫瑰氣息，調
節情緒的悸動、撫慰細胞機能
的退化，解放對於自我的批
判，重新啟動愛的本心，呵護
照顧且柔軟身心。

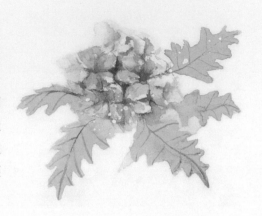

🜄 **精油**

植物科別	牻牛兒科天竺葵屬
萃取部位	葉子（蒸餾）
氣味強度	中等
療癒本質	中調
香氣特徵	香氣迷人、如同置身於廣大花叢中、蘊含強大療癒本質
化學屬性	單萜醇55%、酯類18%、單萜酮＜10%、倍半萜醇5%、氧化物4%
調油搭檔	佛手柑、玫瑰、花梨木、橙花、羅馬洋甘菊、依蘭、檸檬、薰衣草
療癒性質	消炎抗菌、抗感染、抗黴菌、傷口修護、止痛，疲憊提振

──────────── ◆ 療癒目標 ────────────

皮膚系統

收斂殺菌、各種皮膚感染／面皰膿瘡、極具平衡皮脂分泌功效

生殖／泌尿系統

刺激腎上腺皮質的分泌、調節男性及女性荷爾蒙、停經過渡期、經前緊
張煩躁,利尿、消水腫,協助黃疸、腎結石及多種尿道感染,收斂

免疫系統

抗感染、抗菌、抗黴菌,針對壓力型黴菌滋生極具舒緩特性

神經系統

滋養神經、鎮定安眠,抗憂鬱,減疲憊、神經衰弱

其　　他

情緒起伏、內心深層的傷痛。促進細胞修護與再生（骨折）,驅蟲

──────────── ◆ 安全規範 ────────────

無

【情緒洞悉‧和諧】

　撫平內在傷口,溫柔呵護細心灌溉。

Rose Damask

大馬士革玫瑰

拉丁學名：*Rosa damascena*

大馬士革玫瑰發源於波斯，十
字軍東征後才被帶至歐洲，而
名揚於世。玫瑰的香氣迷人，
蘊藏著綿密情感依戀與荷爾蒙
調節激勵，帶動著情愛的感官
及身心歡愉的開拓舒暢，重新
調整專屬於女人的自在。

◆ 精油

植物科別	薔薇科薔薇屬
萃取部位	花（蒸餾）
氣味強度	中等
療癒本質	基調
香氣特徵	蘊含愛的芬芳，持知恆久，沉穩孕育
化學屬性	單萜醇80%、醚類3%、酯類2%、酚類1.5%、氧化物＜1%
調油搭檔	檀香、甜橙、乳香、玫瑰草、岩蘭草、天竺葵、橙花
療癒性質	調順胃肝腎、促進膽汁分泌、解肝毒、神經滋養劑、生殖滋養、止血收斂、助孕

──────── ● 療癒目標 ────────

泌尿／生殖

有助女性生殖各項病症，潔淨特質、可調順子宮、亦適合體質較虛婦女調理照護使用。而經期不規則、更年期、經前症候群、心因性緊張影響之內分泌與賀爾蒙失衡都可得到平衡與回歸，催情壯陽，助孕

神經系統

溫和抗憂鬱及產後憂鬱、情緒低潮、受傷憤怒等內在感官照護，失眠，調節性功能障礙

皮膚系統

促進細胞修護再生、調理、抗菌、細胞活化、平衡調理肌膚問題。可收斂微血管（微血管擴張）、乾燥、成熟、老化肌膚適用、淡化疤痕。

循環系統

極佳心血管（子宮）滋補劑，有助改善手腳冰冷、血壓失衡、心悸、循環不良引起肌肉疼痛與關節受限

──────── ● 安全規範 ────────

1 無（但懷孕初中期仍不建議使用）
2 少數個案或許會產生皮膚過敏現象

【情緒洞悉‧蘊藏】
聆聽內在的聲音，感受生命熱忱且珍重自我。

Neroli

橙花

拉丁學名：*Citrus aurantium*

橙花甜美舒心，來自芸香科柑橘
屬的花朵氣息，有著陽光灑落的
明媚與安定喜悅的清明。美麗的
橙花擁有潔白純淨的遼闊力量，
陪伴著或許難堪的曾經過往，緩
心以對迎向復甦春陽。

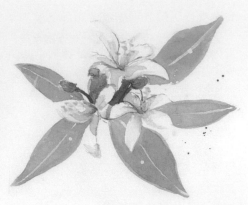

💧 **精油**

植物科別　　芸香科柑橘屬

萃取部位　　花朵（蒸餾／脂吸）

氣味強度　　中等

療癒本質　　中調

香氣特徵　　溫柔甜美、略帶苦味

化學屬性　　單萜醇40%、單萜烯36%、酯類8%、倍半萜醇6%

調油搭檔　　桔、玫瑰、茉莉、天竺葵、鼠尾草、花梨木、乳香

療癒性質　　靜脈、肝臟、胰臟補強、抗沮喪、降低平衡血壓、助產、肺
　　　　　　　　結核（呼吸病症）

──────────── ● 療癒目標 ────────────

神經系統

抗憂鬱、減輕情緒引起各種病症，或針對特殊情況症狀（考試、比賽、結婚⋯），歇斯底里、焦慮失眠、情緒型頭痛及偏頭痛、性功能障礙（壓力緩解）

皮膚系統

極佳細胞再生，具回春魔力、各種肌膚照護、尤以乾性、老化、敏感性。具殺菌力、抗黴菌（香港腳），蕁麻疹

內分泌／生殖系統

緩解經前症候群，平衡調順內分泌機能

循環／泌尿系統

強健心臟機能、緩和降低血壓、靜脈曲張照護

其　　他

唯一證實：可引發釋放腎上腺皮質類固醇，消炎特性極佳（尤以皮膚、呼吸道與消化道），紅斑性狼瘡、病毒感染各種症狀

──────────── ● 安全規範 ────────────

極其溫和安全，孕期亦可使用

【情緒洞悉 · 緩心】
　冬季的嚴寒已然驅離，迎向復甦春陽。

Palmarosa

玫瑰草

拉丁學名：Cymbopogon martini

玫瑰草是尋找真我的絕妙推動力，其蘊含玫瑰氣息的馨香，夾帶著清新爽朗的草葉氣味，好似漫長旅途中路過遍野花海，花海中預留一抹草綠，容許你自由盤坐駐足，寧聽大自然樂聲，享受純粹自我。

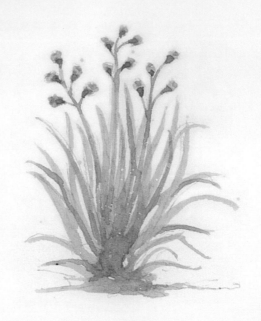

◆ **精油**

植物科別	禾本科香茅屬
萃取部位	全株（蒸餾）
氣味強度	中等
療癒本質	中調
香氣特徵	獨特草香味，極具玫瑰與天竺葵綜合氣息
化學屬性	單萜醇80-90%、單萜烯1-3%、酯類2%、倍半萜醇2%、醛類＜1%
調油搭檔	天竺葵、檀香、茉莉、廣藿香、檸檬、薰衣草、甜橙、歐薄荷
療癒性質	抗菌、抗病毒、滋補養息、消炎止痛、保健良方

━━━━━━━━━━━ ● 療癒目標 ━━━━━━━━━━━

免疫系統

消炎、殺菌、抗黴菌／病毒、抗微生物（自古以來認定是極為有效的殺菌劑）、退燒、抗感染

消化系統

殺菌（胃腸型細菌及病毒，連大腸桿菌也有所幫助）、助消化（改善消化停滯與食慾不振、厭食）

皮膚系統

促細胞更新（疤痕養護），美容（針對肌膚乾燥、粉刺、面皰）、除皺／撫平細紋、皮膚病症（濕疹、牛皮癬、皮膚炎、香港腳）

神經系統

鎮定神經、緩壓、抗焦慮、釐清思緒

其　　他

滋補劑（利神經、利子宮、利心臟）、順產

━━━━━━━━━━━ ● 安全規範 ━━━━━━━━━━━

無，敏感肌膚仍需稍降低劑量

【 情緒洞悉 · 甦醒 】

回歸真我，從過往的惡夢中甦醒。

Sandalwood

檀香

拉丁學名：*Santalum album*

檀香是華人社會常見的廟宇馨
香，代表著沉著崇敬的張力，
富含著木芯修護激勵的蘊藏能
量，以退為進、以靜制動，生
發智慧以因應外境攻擊挑釁，
儘管沉穩寬心，行隨事遷。

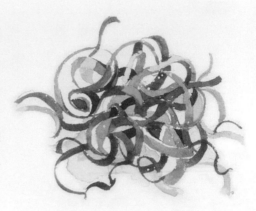

◆ **精油**

植物科別	檀香科檀香屬
萃取部位	碎木芯（蒸餾）
氣味強度	中等
療癒本質	基調
香氣特徵	濃郁木質香氣，質感黏稠
發源生長	印度麥梭爾省、印度洋群島
化學屬性	倍半萜醇80%、倍半萜烯15%
調油搭檔	桔、玫瑰草、葡萄柚、玫瑰、花梨木、岩蘭草、黑胡椒、乳香
療癒性質	解除淋巴與靜脈阻塞、強化心臟、鎮靜神經

─────── ● 療癒目標 ───────

神經系統
極具鎮定安神特性，尤以失眠、焦慮、憂鬱、壓力，神經性止痛（坐骨神經痛）

生殖／泌尿系統
腎臟養護（尿道感染、殺菌劑）、膀胱炎，催情壯陽、激勵生殖器官、水腫，腎臟阻塞

呼吸系統
肺臟殺菌劑、呼吸系統病症（尤以過敏性乾咳、慢性支氣管炎、感冒、流感、喉嚨痛）

皮膚系統
各類型皮膚病症（成熟、老化、乾燥、油性肌、痘痘）、平衡油水、收斂殺菌、燒燙傷／曬傷、橘皮組織）

其　　他
香水基劑使用

─────── ● 安全規範 ───────

無

【情緒洞悉・沉伏】
靜觀其變，行隨事遷。

Vetivert

岩蘭草

拉丁學名：Vetiveria zizanioides

岩蘭草以寧靜之名橫跨了幾個
世紀，它深深地扎根在枯竭的
大地，中途奮力排除向下的阻
礙，只為穩健地抓住夢想，讓
土壤之上的生命得以滋補強健
地漫向天際。

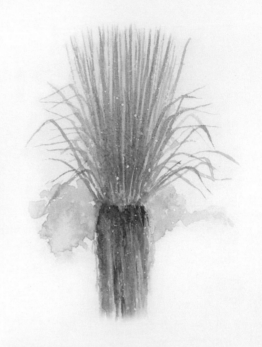

● **精油**

植物科別	禾本科岩蘭草屬
萃取部位	乾燥根部（蒸餾）
氣味強度	前味
療癒本質	基調
香氣特徵	複合式香氣、黏稠濃郁、有著大地土壤氣息及淡淡木質馨香
化學屬性	倍半萜醇48%、倍半萜烯34%、倍半萜酮14%、酯類
調油搭檔	雪松、薰衣草、檀香、茉莉、花梨木
療癒性質	促人體脈循環及淋巴代謝、促紅血球生成、激勵免疫系統、通經、助孕

--------- ● 療癒目標 ---------

免疫系統

激勵免疫系統、有助於免疫系統疾病（類風濕性關節炎、蕁麻疹、過敏），增進抵抗外來壓力與疾病的能力

皮膚系統

清潔殺菌、美肌特性（油性、面皰）、收斂毛孔、癒合傷口、牛皮癬

神經系統

又稱寧靜之油、具深度放鬆特性、緩緊張焦慮、抗憂鬱、助眠，極具安撫功效

生殖系統

荷爾蒙理療（女性荷爾蒙與黃體素）、調經通經、尤以經血不足，陰道炎及感染、PMS、更年期症候群

肌肉系統

促進循環活絡、有助於因循環機能不佳而造成的各種疾病（末梢痿麻、肌肉疼痛、肢體關節不適）

--------- ● 安全規範 ---------

無

【情緒洞悉‧扎根】
安全踏實，舒活自在。

Patchouli

廣藿香

拉丁學名：*Pogostemon cablin*

廣藿香是脣形科多年生的草北植物，有著根部採擷的特殊香氣，充斥土壤獨有的大地氣息，更具備植物根部與生俱來的抗菌特性，疏通活絡、帶動流動的能量信息傳遞。

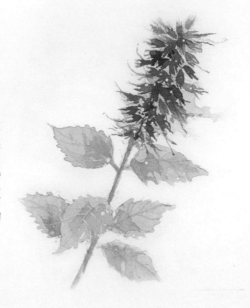

🌢 精油

植物科別	脣形科刺蕊草屬
萃取部位	全株（蒸餾）
氣味強度	前中味
療癒本質	基調
香氣特徵	質地厚實、溫暖濃郁、混合辛辣混合老舊氣息
化學屬性	倍半萜醇＞40%、倍半萜烯24%、單萜烯＜18%、單萜醇＜3%
調油搭檔	迷迭香、薰衣草、馬鬱蘭、香蜂草、羅勒、歐薄荷、洋甘菊、牛膝草
療癒性質	激勵滋養、助消化、催情、補強靜脈、促進組織細胞功能再生、各式皮膚炎呵護

---------- ◆ 療癒目標 ----------

循環系統

滋補劑、促進血液流暢（防淤塞）、強化靜脈（促循環、補強靜脈壁）、預防體液停滯，減肥

免疫系統

消炎抗菌、除黴菌（香港腳），退燒

皮膚系統

細胞再生、脂漏性皮膚炎、發炎及過敏性皮膚炎、手腳龜裂（富貴手）、濕疹、寄生蟲感染

神經系統

抗憂慮、抗焦慮、緩解壓力

---------- ◆ 安全規範 ----------

極其溫和安全，孕期亦可使用

【情緒洞悉 · 能量】
滋補疏通，修護且溫潤心房 。

Myrtle

香桃木（桃金孃）

拉丁學名：*Myrtus communis*

香桃木是一種開著五瓣白花的
常綠灌木，氣味清新迷人，雖
有桃金孃獨有的殺菌氣息，卻
溫和絕美，極具止痛消炎特
性，其周全照護總讓人為之暖
心，用以穩定人體機能、更帶
動著免疫恆定。

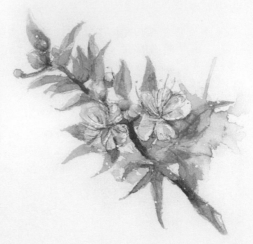

💧 精油

植物科別　桃金孃科香桃木屬

萃取部位　葉子（蒸餾）

氣味強度　中等

療癒本質　中階

香氣特徵　清新舒活香氛，蘊含樟腦般甜甜藥草香

化學屬性　氧化物38%、單萜烯20%、單萜醇＜12%、倍半萜烯11%、
　　　　　　酯類＜8%

調油搭檔　佛手柑、薰衣草、茶樹、綠花白千層、玫瑰草、迷迭香、檀
　　　　　　香、依蘭

療癒性質　消炎殺菌、防腐劑、解痙攣、疏通排毒、消化系統、理肝護
　　　　　　胃

◆ 療癒目標

呼吸系統

極佳清潔殺菌劑，緩解黏膜炎，具收斂特性，針對支氣管、咳嗽、呼吸道感染很有幫助

皮膚系統

代謝多餘皮脂，收斂毛孔，平衡皮脂分秘，針對粉刺、痘痘、痘疤皆極具功能

泌尿／生殖系統

極佳殺菌抗黏膜發炎，對抗泌尿道／生殖道感染

神經系統

鎮靜中樞神經，緩解心靈內在壓力，提振精神，揮別陰霾，消弭腦內喋喋不休

消化系統

理肝護胃，消脹氣，解除胃部感染不適現象。屏除寄生蟲感染現象

◆ 安全規範

無

【情緒洞悉‧初心】
　重拾初心，用心揮灑生命虹彩。

Bay

月桂

拉丁學名：Laurus nobilis

月桂產於海岸邊灌木岩石區，
不畏惡劣強風襲捲，挺立駐
足、捍衛著全然的守護意識，
其氣息明亮清香，柔和肆溢卻
足以驅逐陰霾與憂傷、溫暖直
指心房，自信揮灑、迎向光芒
四射的暖陽。

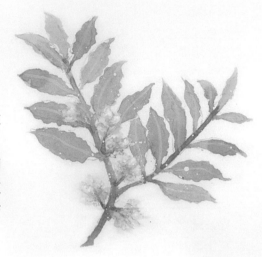

● 精油

植物科別	樟科月桂屬
萃取部位	葉子（蒸餾）
氣味強度	前味
療癒本質	中調
香氣特徵	提振醒腦微帶樟木香氣，增進覺察力量
化學屬性	氧化物40%、單萜烯<15%、酯類9%、單萜醇8%、倍半萜烯5%、醚類4%
調油搭檔	甜橙、綠花白千層、薰衣草、香蜂草、橙花、檸檬、歐白芷根
療癒性質	神經系統調節（交感、副交感）、強效止痛／抗痙攣、殺菌、抗感染

───────────── ◆ **療癒目標** ─────────────

神經系統

中樞神經調節，平衡教感／副交感神經，緩解神經過度跳躍，情緒起伏，止痛

肌肉系統

消炎止痛、抗痙攣、促進患部血循正常（扭傷、拉傷、肌肉及關節疼痛、關節炎、風濕與萎縮

免疫系統

改善淋巴阻塞，抗感染，殺菌（葡萄球菌、鏈球菌、大腸桿菌、肺炎雙球菌、螺旋菌）、殺黴菌（白色念珠菌、足底黴菌）

皮膚系統

油性膚質、粉刺、面皰，角質肥厚（通透），潰瘍

───────────── ◆ **安全規範** ─────────────

無，皮膚敏感者仍應注意劑量

【情緒洞悉・捍衛】
海闊天空、心靈威而剛。

Cistus

岩玫瑰

拉丁學名：*Cistus ladaniferus*

岩玫瑰屬於小型開花灌木，有著五星圍繞著豔陽花蕊的白色花朵，氣味厚實獨特、佈滿陽光療癒的撫慰光芒，安撫著皮表的敏感直至內心刻苦銘心的憂傷，同時驅動自癒修護的保衛力量。

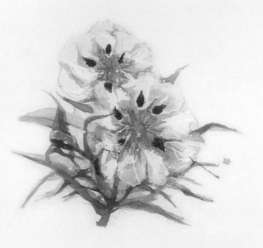

● **精油**

植物科別	半日花科岩薔薇屬
萃取部位	枝葉、膠狀樹脂（蒸餾）
氣味強度	前味
療癒本質	基調
香氣特徵	氣息獨特溫暖厚實、帶著暖陽的療癒馨香
化學屬性	單萜烯55%、倍半萜醇20%、醚類7%、單萜醇＜5%、氧化物1%、倍半萜烯＜1%
調油搭檔	甜橙、橙花、薰衣草、依蘭、百里香、廣藿香、永久花
療癒性質	強大抗病毒、抗感染、抗菌、身心緩壓、情緒緩解

◢ 療癒目標

神經系統

調節自律神經、安撫焦躁穩定情緒、舒眠

肌肉系統

有助調節自體免疫、抗病毒（尤以兒童腸病毒及水痘）

免疫系統

極佳收斂、止血癒合傷口、促進細胞新生、殺菌、問題肌膚修護（痘痘、抗老化）

循環系統

促進血液循環、減輕淤塞性疼痛

其　　他

恢復身心、減少疲憊感，是驅逐恐懼傷痛的暖心力量

◢ 安全規範

無，唯需注意其氣味厚重

【情緒感官・支持】

溫暖撫慰，賦予內在小孩支持穩定力量。

Litsea

山雞椒（馬告）

拉丁學名：*Litsea cubeba*

山雞椒原產於台灣和東南亞地區，它是台灣原住民慣用的香料之一「馬告」，氣味清新遼闊，猶似個天真的孩子遍地探索奔跑，隨心所欲且純然喜悅。其檸檬醛的歡愉香氣充滿生機，也帶來創造的生生不息。

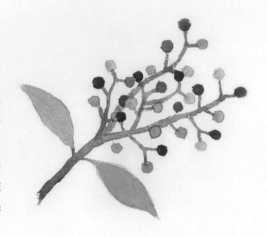

● 精油

植物科別	樟科木薑子屬
萃取部位	果實（蒸餾）
氣味強度	前味
療癒本質	中階
香氣特徵	清新檸檬氣息，爽朗怡人
化學屬性	醛類70%、單萜烯15%、單萜醇5%、單萜酮3%、脂類
調油搭檔	迷迭香、尤佳利、馬鬱蘭、薰衣草、黑胡椒、芫荽、羅文莎葉
療癒性質	安撫鎮定、消炎收斂、消炎殺菌、緩解高血壓、腸胃道保健、開胃

──────────── ⬤ **療癒目標** ────────────

消化系統

極佳抗病毒、抗感染,開胃、調順消化系統機能,尤以十二指腸潰瘍、腸胃炎、消化不良

神經系統

安撫鎮靜、提振副交感神經,極佳情緒紓緩特性,緩解焦慮、躁鬱、壓力、失眠等症狀

免疫系統

抗菌、抗感染,提振人體免疫機能

循環系統

心臟滋補劑,緩解心悸、心律不整現象

──────────── ⬤ **安全規範** ────────────

宜注意使用劑量,過多恐導致皮膚刺激不適

【情緒洞悉 · 釋放】
歡愉舞躍,引領身心沐浴在陽光下。

Lemon Verbena

檸檬馬鞭草

拉丁學名：*Aloysia citriodora*

檸檬馬鞭草擁有跳躍愉悅的檸檬香氣，是民生用品精油添加，最受歡迎的氣息之一。那地中海異國氣味帶著夏日的清新微風，吹動著檸檬馨香、絲絲縷縷悠遊飄盪著，也同步釋放了疼痛的囚禁，並築起舒適鎮靜的舒心堡壘。

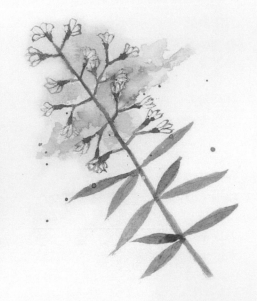

🝯 精油

植物科別	馬鞭草科過江藤屬
萃取部位	葉子、全株（蒸餾）
氣味強度	前中味
療癒本質	前中階
香氣特徵	清新檸檬混合草葉香氣
化學屬性	醛類42%、單萜烯18%、倍半萜醇4%、氧化物4%、倍半萜烯2.5%、單萜醇＜1%
調油搭檔	薰衣草、紫檀、茶樹、依蘭、馬鬱蘭、尤加利、綠薄荷
療癒性質	消炎止痛、抗感染、強效鎮靜、激勵膽胰（結石）、促進消化、緩壓助眠

────────── ● 療癒目標 ──────────

消化系統

消炎、解毒（肝臟）、抗感染（大腸桿菌、瘧疾），利胃、助消化

神經系統

極具神經緩解、強力鎮靜特性，緩解情緒性相關症狀（牛皮癬、皰疹、高血壓、失眠、緊繃焦慮）

心血管系統

情緒調理、心臟養護

────────── ● 安全規範 ──────────

極具光敏特性，宜低劑量使用並注意刺激致敏特性

【情緒洞悉・專注】

清新提振，身心頓時舒暢。

Clove Bud

丁香

拉丁學名：*Eugenia caryophyllata*

丁香具有強大預防感染的能力，早在歐洲瘟疫時期、丁香的防衛保健力量已極盡展露頭角，其強健殺菌、止痛的特性，在它獨特不容忽視的香氣裡完全表露，捍衛著自己的領土、更有不容動搖的信念。

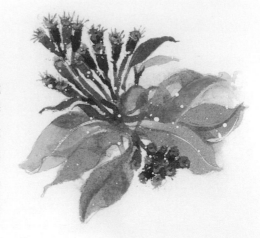

───────── ● 精油 ─────────

植物科別	桃金孃科蒲桃屬
萃取部位	花苞（蒸餾）
氣味強度	中味
療癒本質	後階
香氣特徵	微甜、略帶刺鼻藥草氣息
化學屬性	酚類82%、脂類8%、倍半萜烯5%、單萜醇2%、氧化物＜1%、醚類＜1%
調油搭檔	黑雲杉、山雞椒、歐薄荷、白千層、葡萄柚、薑、樺木
療癒性質	強力抗菌、抗感染、止痛（麻醉）、提振身心疲憊、緩壓抗憂鬱

―――――――――――――― ◍ 療癒目標 ――――――――――――――

神經系統
極佳止痛（偏頭痛、壓力型疼痛、牙痛）、緩解病毒型神經炎症、給予
力量（平衡中樞神經）

消化系統
止痛、殺菌、抗感染（阿米巴原蟲），極佳健胃整腸（胃炎、腸炎、病
毒腸胃炎、食物中毒

免疫系統
消炎（膀胱炎、尿道炎、輸卵管炎、呼吸系統各種炎症）

肌肉系統
止痛（協助乳酸代謝）、風濕性關節炎、一般性關節炎、筋骨損傷、肌
肉韌帶損傷緩解

其　　他
強化子宮、抗腫瘤

―――――――――――――― ◍ 安全規範 ――――――――――――――

孕期忌用。低劑量使用，恐致皮膚、黏膜刺激

【 情緒洞悉・消炎 】
奠定信念、點燃熱情活力。

Cinnamon

肉桂

拉丁學名：*Cinnamomum zeylanicum*

肉桂是歷史悠久的暖心香料之
一，用以烹調、搭配茶飲，陪伴
許多人度過無數寒冬，提振生命
的動力、鼓舞前行的力量與勇
氣。撼動著慣性的舊守，只為跨
出新生、開拓全新的旅途。

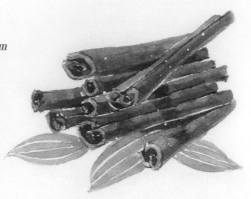

● **精油**

植物科別	樟科樟屬
萃取部位	樹皮（蒸餾）
氣味強度	前味
療癒本質	前中階
香氣特徵	蘊含木頭馨香略帶辛辣味，給人溫暖實質感受
化學屬性	酚類＜75%、脂類8%、倍半萜烯6%、單萜醇＜5%、氧化物 2.5%、單萜烯2%、單萜酮2%
調油搭檔	安息香、乳香、廣藿香、生薑、薰衣草、迷迭香、穗甘松
療癒性質	抗菌、抗憂鬱、胃腸保健、呼吸保健、止痛、促循環、催情

──────── ⬧ 療癒目標 ────────

免疫系統

抗菌（尤以大腸桿菌）、可提升免疫功能（活化淋巴細胞及嗜菌細胞）

消化系統

暖心暖胃。促進消化機能代謝、增進腸胃蠕動、軟脂、消脹氣

肌肉骨骼

止痛（經痛）、活絡血循、消弭緊繃不適、增進乳酸代謝

皮膚系統

促體表循環（紅皮劑）

其　　他

催情、滋補身心、改善手腳冰冷

──────── ⬧ 安全規範 ────────

1 強烈紅皮劑

2 過量易造成肌膚刺激及腎臟受損，因此需注意調配劑量

3 嬰幼兒、孕產婦、體虛者忌用

【情緒洞悉・跨越】

熱情洋溢綻放新生，跨出嶄新路途。

Fennel, sweet

甜茴香

拉丁學名：*Foeniculum vulgare*

甜茴香是繖形科植物的最佳代
表，有著蘊育新生、馥郁生生
不息的強大助力。茴香那獨特
甜美的香氣，挑逗著荷爾蒙與
神經的激勵，更有著疏通消化
的絕妙動力，帶來身心安適的
莫大歡愉。

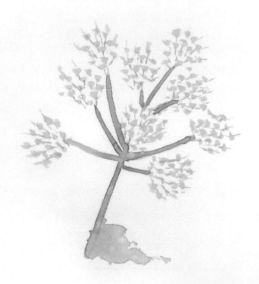

🌑 精油

植物科別　繖形科茴香屬

萃取部位　乾燥種子（蒸餾）

氣味強度　前中味

療癒本質　前中階

香氣特徵　氣味香甜充斥味蕾，混和香料植物氣息

化學屬性　醚類＞75%、單萜烯18%、單萜酮3.5%、氧化物4%、單萜醇
　　　　　　3%

調油搭檔　花梨木、山雞椒、桔、羅勒、土木香、檀香

療癒性質　健胃整腸、抗肌肉痙攣、麻醉、通經、催乳、呼吸調理、提
　　　　　　升免疫

―――――――――― ◆ 療癒目標 ――――――――――

消化系統

促進消化酶分泌、協助腸胃蠕動、驅風消脹、抗痙攣、助肝利膽、促膽汁分泌

肌肉／骨骼系統

止痛、緩解肌肉痙攣、具麻醉特性、痛風、風濕

呼吸系統

良好的殺菌與祛痰功效，尤以針對神經性緊張而引發的呼吸困難，氣喘、咳嗽或一般感冒、支氣管炎等

生殖系統

具類雌激素特性，可協助通經或用以調經，緩解經痛、經前症候群與更年期不適。其內分泌腺體提振特性得以促進乳汁分泌、調整壓力型閉經

心血管系統

促循環、滋補心臟，利尿、消水腫、協助舒緩局皮組織、靜脈曲張

―――――――――― ◆ 安全規範 ――――――――――

1 嬰幼兒、孕婦、婦科疾病者、癲癇者忌用
2 具神經毒性，故不宜長期或高劑量使用

【 情緒洞悉 · 孕育 】
　疏通圓融，調節孕育生機。

Nutmeg

肉豆蔻

拉丁學名：*Myristica fragrans*

肉豆蔻是生長於熱帶地區的香料和藥用植材，果實熟成蹦開即可取得那暖心暖身的絕美香氣，有著激勵獨特的催動氣息，孕育收攏著心底確切的愛意，溫暖甜美、真實開拓專屬於己的個人魅力。

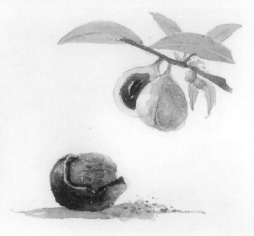

● 精油

植物科別　肉豆蔻科肉豆蔻屬

萃取部位　乾燥磨碎種子（蒸餾）

氣味強度　前味

療癒本質　前階

香氣特徵　氣味辛辣強烈、蘊含麝香氣息

化學屬性　單萜烯70%、醚類15%、單萜醇12%、酚類<2%

調油搭檔　乳香、甜橙、黑胡椒、迷迭香、廣藿香、芫荽、廣藿香

療癒性質　滋補、醒腦、通經、抗痙攣、健胃補身、春藥、抗感染、抗氧化

──── ♦ **療癒目標** ────

循環系統

協助循環、滋補心臟、提振活力

生殖系統

滋補（緩解性冷感、陽痿症狀），有助子宮收縮協助順產，類雌激素（調理經期混亂、經前症候群、經痛、更年期等不適

神經系統

活化（滋補神經），調節中樞神經，止痛（輕微麻醉），抗痙攣

消化系統

開胃、抗感染（寄生蟲）、消炎、協助促進肝臟再生、止瀉、助消化

肌肉／骨骼系統

緩解肌肉疼痛、痛風、關節炎、扭傷、疲勞痠痛

──── ♦ **安全規範** ────

不宜過量使用，儘管多方證實其內肉豆蔻醚得以協助對抗腫瘤，然而亦有顯示其內黃樟腦成分可能致癌

【 情緒洞悉 · 滋養 】

　鬆動冥頑舊守，溫潤激活開拓。

Elecampane

土木香

拉丁學名：Inula graveolens

土木香是東西方自古通用的草
藥，它慣有的傷藥特性，賦予
身心全面極致的療癒。擁有絕
佳的菊科修護特質，不僅提振
活性、重整生命的本質能量，
更得以驅逐黏液且疏通身心阻
塞，豐碩滋補、慢活而強健。

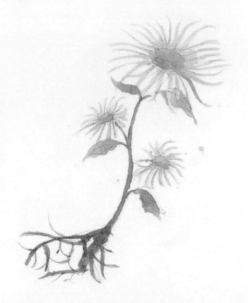

● 精油

植物科別	菊科旋覆花屬
萃取部位	乾燥根部或全株
萃取方式	蒸氣蒸餾法
氣味強度	前味
療癒本質	後階
香氣特徵	大地土壤合併青草氣息
化學屬性	酯類52%、單萜醇9%、單萜烯8%、倍半萜醇6%、內酯類<3%
調油搭檔	乳香、柑橘、沒藥、檀香、馬鬱蘭、岩蘭草、黑雲杉
療癒性質	極致呼吸道保健（溫暖、清肺）、聲帶長繭、抗凝血、促水循、利膽、催情、香水調製

---------- ◆ **療癒目標** ----------

呼吸系統

滋補、修補黏膜、使呼吸道暢通、止咳化痰，呼吸道感染（黏膜炎、支氣管炎、鼻炎、扁桃腺炎）、氣喘保健（支氣管舒緩）

消化系統

驅風、助消化、緩解腸道不適（便祕）

循環系統

補強心臟、降血壓、心律不整調節

---------- ◆ **安全規範** ----------

1　極易引起皮膚過敏反應
2　嬰幼兒、孕婦、泌乳婦忌用

【情緒洞悉・安定】

　讓生命在慢活中、覺知馥郁撫心滋長。

情緒芳療

花草力量伴你跨越情感勒索的疲憊痛楚，正視早該斷捨離的情緒振盪！

作者	鄭雅文 Vivian	發行	遠足文化事業股份有限公司
採訪協編	Kelly	地址	231 新北市新店區民權路 108-2 號 9 樓
主編	蕭歆儀	電話	（02）2218-1417
插畫	廖增翰、詹筱帆（P15、18、31）	傳真	（02）2218-1142
特約攝影	王正毅	客服信箱	service@bookrep.com.tw
封面與內頁設計	megu	客服電話	0800-221-029
		郵撥帳號	19504465
總編輯	林麗文	網址	www.bookrep.com.tw
副總編	梁淑玲、黃佳燕	團體訂購請洽業務部	（02）2218-1417 分機 1124
主編	高佩琳、賴秉薇、蕭歆儀		
行銷企劃	林彥伶、朱妍靜	法律顧問	華洋法律事務所 蘇文生律師
		印製	凱林彩印股份有限公司
社長	郭重興		
發行人	曾大福	初版七刷	西元 2023 年 3 月
		定價	420 元
		ISBN	9789578683990
出版	幸福文化／遠足文化事業股份有限公司	書號	0HDA0035
地址	231 新北市新店區民權路 108-1 號 8 樓		
粉絲團	f Happyhappybooks		
電話	（02）2218-1417		
傳真	（02）2218-8057		

國家圖書館出版品預行編目 (CIP) 資料

情緒芳療：花草力量伴你跨越情感勒索的疲憊痛楚，正視早該斷捨離的情緒振盪！ / 鄭雅文文著 . -- 初版 . -
新北市：幸福文化出版：遠足文化發行，2020.06　冊；　公分　ISBN 978-957-8683-99-0(平裝). --
1.芳香療法 2.情緒

418.995　　　　　　　　　　　　　　　　　　　　　　　　　　　109006450

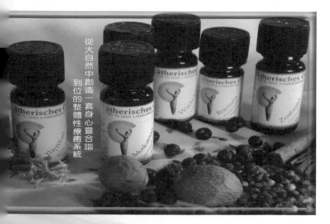

LIGHT-OF-NATURE

從大自然中創造一套身心靈合諧到位的整體性療癒系統

來自德國會呼吸的精油

LIGHT OF NATURE創始人為德國煉金學家史丹納博士DrRudolf Steiner，創立於1982年德國中南部的Vogel Sberg地區，原名「植物世家」，堅持以地球之母的象徵，給於溫暖堅毅的保護，及天地萬物精華所賦予的生命能量來製作精油與保養品。

 品牌總代理/ 弘豐興業股份有限公司

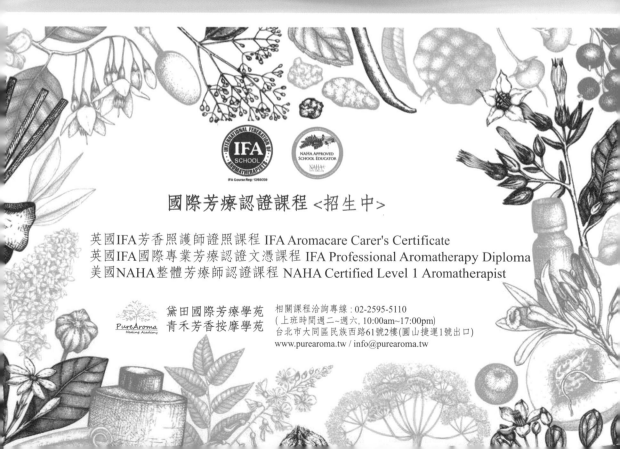

IFA SCHOOL

NAHA APPROVED SCHOOL EDUCATOR

IFA Course Reg: 12/93/239

國際芳療認證課程 <招生中>

英國IFA芳香照護師證照課程 IFA Aromacare Carer's Certificate
英國IFA國際專業芳療認證文憑課程 IFA Professional Aromatherapy Diploma
美國NAHA整體芳療師認證課程 NAHA Certified Level 1 Aromatherapist

PureAroma
Healing Academy

黛田國際芳療學苑
青禾芳香按摩學苑

相關課程洽詢專線：02-2595-5110
(上班時間週二~週六, 10:00am~17:00pm)
台北市大同區民族西路61號2樓(圓山捷運1號出口)
www.purearoma.tw / info@purearoma.tw